Roger J. Callahan · Der unwiderstehliche Drang

Roger J. Callahan

Der unwiderstehliche Drang

Süchte – und was Sie dagegen tun können

VAK Verlag für Angewandte Kinesiologie GmbH
Freiburg im Breisgau

Titel der amerikanischen Originalausgabe:
The Anxiety-Addiction Connection: Eliminate Your Addictive Urges

Die Deutsche Bibliothek – CIP-Einheitsaufnahme

Callahan, Roger J.:
Der unwiderstehliche Drang: Süchte – und was Sie dagegen tun können/
Roger J. Callahan. [Übers.: Michaela Schmidt]. – 2. Aufl. –
Freiburg im Breisgau: Verl. für Angewandte Kinesiologie, 1995
Einheitssacht.: The anxiety addiction connection ‹dt.›
ISBN 3-924077-29-0

2. Auflage: 1995

Übersetzung: Michaela Schmidt
Lektorat: Norbert Gehlen
Umschlag: Hugo Waschkowski
Gesamtherstellung: Rombach GmbH Druck- und Verlagshaus,
Freiburg im Breisgau
Printed in Germany
ISBN 3-924077-29-0

Inhalt

Einführung

Drogenabhängigkeit und andere Suchterscheinungen sind ein ernstes, ständig zunehmendes und die Welt bedrohendes Problem. Versuche, den Zufluß an Drogen einzudämmen, scheinen zum Scheitern verurteilt, da die Zahl der Drogensüchtigen und die Gewinne bei Anbau, Herstellung und Verkauf illegaler Drogen weiter steigen.

Die Fachleute stehen der wachsenden Flut von Süchten aller Art anscheinend fast hilflos gegenüber. Die Erfolgsrate bei der Suchttherapie liegt sehr niedrig, niedriger als bei allen anderen psychischen Problemen.

Und wäre die gegenwärtige intensive Suche nach einem Medikament (engl. *drug*), nach einer „Droge" zur Heilung von Süchten weniger tragisch, könnte sie einen fast zum Lachen bringen. Glauben die Forscher wirklich, daß das Drogenproblem durch noch eine weitere Droge gelöst werden kann? Erinnern Sie sich noch an die Zeit, als alle Fachleute behaupteten, Kokain mache nicht süchtig?

Wenn irgendein neu- oder wiederentdecktes Medikament vorübergehend wirklich zu helfen scheint, entsteht dann bei dem Drogensüchtigen nicht einfach eine neue Art Abhängigkeit von einer Droge, deren schädliche Nebenwirkungen vielleicht erst Jahre später bekannt werden?

Sind Drogenhändler die besten Verkäufer der Welt? Sollte man weniger erfolgreichen Betrieben dann nicht das Studium der Methoden und Erfolgsgeheimnisse von Drogenhändlern anraten?

Nein, das Problem liegt nicht bei den Verkäufern. Das Problem ist die äußerst hohe Nachfrage nach legalen und illegalen Drogen. Dieses Buch beruht auf der These, daß der Grund für die zunehmenden Suchterscheinungen im Überhandnehmen des Problems der Angst zu finden ist. Suchterzeugende Drogen (im weitesten Sinne), seien sie nun legal oder illegal, verschaffen unter Angstzuständen leidenden Menschen scheinbar schnelle Erleichterung.

Das Wort „scheinbar" wurde mit Bedacht gewählt und ist der Schlüssel zum Verständnis des Suchtproblems. Wären Drogen tatsächlich in der Lage, Angstzustände zu mindern oder auszuschalten, gäbe es das Problem der Sucht nicht. Dann nämlich ließen sich die der Sucht zugrunde liegenden Ursachen verringern, und es wäre kein Bedarf an weiteren Drogen mehr vorhanden.

Leider sind Drogen jedoch kein Heilmittel gegen Angstzustände in dem Sinne, wie Penizillin ein Heilmittel gegen Infektionen ist. Drogen *verdecken* Angstzustände lediglich, kehren sie vorübergehend unter den Teppich, wo sie dann schwären, schlimmer werden und das Bedürfnis nach immer mehr Drogen zum Überdecken der immer schlimmer werdenden Angstzustände hervorrufen.

Ein neuer Ansatz ist verzweifelt nötig, und einen solchen bieten wir hiermit an. Wir stellen mit dieser neuen Theorie der Sucht eine vielversprechende Entwicklung auf diesem Gebiet vor. Glaube ist für diese Theorie nicht erforderlich. Der Leser kann ihren Wert an von ihm selbst nachvollziehbaren Experimenten überprüfen.

Dieses Buch lehrt ein Verfahren zur Ausschaltung des Drangs nach Suchtbefriedigung und der suchtbedingten Wünsche und Begierden, dessen Erfolgsquote über 90 Prozent liegt. Das heißt, es wirkt in Minutenschnelle, unabhängig von der Art der jeweiligen Sucht, bei mehr als neun von zehn Süchtigen.

In den meisten Fällen ist eine wiederholte Behandlung nötig. Die Wirkung ist von unterschiedlicher Dauer und hängt ab von der Stärke der Belastung, der ein Süchtiger ausgesetzt ist, und der Zeitspanne, die er bis zum nächsten „Beruhigungsmittel" durchstehen kann. Anders als bei Beruhigungsmitteln wird jedoch mit jeder Behandlung das der Sucht zugrunde liegende Problem angegangen (– nicht nur überdeckt) und schließlich geheilt.

Die Behandlung wirkt ebensogut bei Abhängigkeit von bestimmten Suchtmitteln (zum Beispiel Kokain, Alkohol, Nikotin, medizinische Beruhigungsmittel, Heroin, Schokolade und andere Lebensmittel) wie bei zwanghaften Verhaltensweisen (Spielsucht, Sexbesessenheit, Nägelkauen, Kratzen, Haareausreißen, zwanghafte Rituale und andere Formen von Zwangsverhalten). Einmal eingeübt, kann das Verfahren in weniger als einer Minute durchgeführt werden. Heißt das, daß langfristig Drogenabhängige in einer Minute geheilt werden können? Leider nicht. Wir fanden heraus, daß zum Problem der Drogensucht mehr als nur der Drang nach Suchtbefriedigung gehört.

Nachdem wir entdeckt hatten, wie sich dieser Drang auf schnellem Wege ausschalten läßt, wurde das weitaus ernstere Problem der Süchtigen offenbar: Eigensabotage. Etwas an der Natur des (die Angst verdeckenden) Prozesses des Süchtigwerdens führt zur heimtückischsten Form von Eigensabotage: zur „Psychologischen Umkehrung"; diese ist ein Zustand, in dem der Mensch in gewisser Hinsicht und in unterschiedlichen Graden sein eigener schlimmster Feind wird und sich gegen sich selbst, seine wohlverstandenen Interessen, gegen Wohlergehen, Glück und Gesundheit wendet.

Die Stärke des Drangs nach Suchtbefriedigung und die schweren Entzugserscheinungen gelten bei vielen Fachleuten als die Hauptprobleme der Sucht. Die vorliegende Arbeit über das schnelle Ausschalten des Suchtdrangs stellt diese Theorie ernsthaft in Frage. Da anderen, die auf diesem Gebiet arbeiten, die Überwindung des Drangs nach Suchtbefriedigung nicht gelingt, erscheint ihnen dieser Drang als das eigentliche Problem der Süchtigen. Jedoch ist dies, obschon der offensichtlichste, so doch nicht der schlimmste Aspekt des Suchtproblems.

Mit unserem neuen Verfahren können Süchtige leicht lernen, ihren Drang nach Suchtbefriedigung auszuschalten. Interessanterweise aber wenden viele Drogenabhängige ihr Wissen um das Ausschalten des Suchtdrangs in Minutenschnelle *nicht* an.

Warum machen nicht alle Süchtigen von dieser schnellen, einfachen und wirksamen Methode zur Beseitigung des Suchtdrangs Gebrauch? Weil die Sucht im Süchtigen den von mir „Psychologische Umkehrung“ genannten Zustand der Eigensabotage hervorruft. Die Erläuterung dieses Phänomens erfolgt an späterer Stelle (vgl. S. 39 ff.), und der Leser kann die Gültigkeit dieses Konzepts ebensoleicht überprüfen wie die der anderen hier vorgestellten Theorien.

Bereits in meinem Buch *Leben ohne Phobie* (Callahan 1991; vgl. Literaturverzeichnis) habe ich den Begriff der Psychologischen Umkehrung (Eigensabotage) vorgestellt. Psychologische Umkehrung ist ein Zustand, der die Wirksamkeit einer Behandlung verhindern, ja einen Menschen in jedem beliebigen Lebensbereich blockieren kann. Psychologische Umkehrung (Eigensabotage) ist das größte Problem bei jeder Art von Sucht.

Beinahe jeder Süchtige leidet unter der Psychologischen Umkehrung. Sie wurde bei der Arbeit mit einer eßsüchtigen Patientin entdeckt. Suchterscheinungen sind deshalb so schwer zu behandeln, weil die Psychologische Umkehrung bei Süchtigen so weit verbreitet ist. Da wir inzwischen den Drang nach Suchtbefriedigung schnell und einfach ausschalten können, läßt sich die Rolle der Psychologischen Umkehrung jetzt leicht und unverhüllt beobachten.

Glücklicherweise gibt es auch für das Problem der Psychologischen Umkehrung oder Eigensabotage eine Behandlung. Psychologische Umkehrung verhindert Erfolg in allen Lebensbereichen und blockiert eine natürliche Heilung. Wir fanden, daß sich nach ihrer Beseitigung alle möglichen Probleme erfolgreicher behandeln lassen. Bei Suchtproblemen ist die Behandlung der Psychologischen Umkehrung ebensowichtig wie das Ausschalten des Drangs nach Suchtbefriedigung.

Denjenigen, die mit meiner Arbeit noch nicht vertraut sind, mag vieles von dem bisher Gesagten etwas fremd erscheinen. Sie werden im folgenden jedoch nicht nur die Beweise für diese Behauptungen finden, sondern auch die notwendige Information zum eigenen Überprüfen des Gesagten.

Kapitel 1

Was ist Sucht?

Sucht ist die Abhängigkeit von einer Substanz oder einer Verhaltensweise, die das Leben eines Menschen beeinträchtigt oder bis zu einem gewissen Grade schädigt. Der Antrieb für die Abhängigkeit liegt in der beruhigenden (das heißt angstverdeckenden) Wirkung der entsprechenden Substanz oder des Verhaltens. Das Gefühl der Angst ist ein schreckliches Erlebnis, das um so schrecklicher wird, wenn es scheinbar grundlos auftritt. Der von der Angst beherrschte Mensch fühlt sich nicht nur *schlecht* wegen seiner Angst, sondern auch noch *dumm* wegen seines schlechten Gefühls, weil er um die Sinnlosigkeit dieses Gefühls weiß. Wenn ein Mensch in einem solchen Angstzustand etwas einnimmt oder unternimmt, was das Gewahrwerden dieses Angstzustands blockiert, empfindet er eine ungeheure Erleichterung.

Er fühlt sich heiter, gelassen, beruhigt und vorübergehend frei von dem quälenden Angstgefühl. Die Erleichterung ist so groß, daß sie in Körper und Geist des „Opfers" des Angstzustandes einen tiefen Eindruck hinterläßt. Wenn auch viele Süchtige wissen, daß dies die Stufen zur Abhängigkeit sind, ist der Prozeß nicht jedem Abhängigen bewußt. Diese Abfolge spielt sich bei jedem Süchtigen auf einer sehr tiefen Seinsebene, unabhängig von der jeweiligen Bewußtseinsstufe ab.

Der Weg in die Abhängigkeit führt beim Opfer zu Eigensabotage. In diesem Zustand ist die Überwindung der Abhängigkeit besonders schwierig, denn er verhindert die Wirksamkeit der Behandlung, drängt den Süchtigen zu selbstzerstörerischem Verhalten und macht ihn zu seinem eigenen schlimmsten Feind. (Eine weiterreichende Besprechung dieses Problems finden Sie im Kapitel über die Psychologische Umkehrung.)

Wie kommt es, daß bestimmte Stoffe und Verhaltensweisen Angst überdecken? Die Antwort auf diese wichtige Frage ist noch nicht vollständig bekannt. Bestimmte Drogen und Medikamente scheinen das Bewußtsein der Angst physisch zu blockieren, durch das Nervensystem oder im Gehirn, und manche Verhaltensweisen wie Daumenlutschen oder Haareraufen scheinen an sich beruhigend auf bestimmte Menschen zu wirken: sie fühlen sich durch diese Verhaltensweise getröstet, und das Bewußtsein der Angst ist blockiert.

Der Begriff „Sucht" wird oft ziemlich ungenau verwendet, weshalb das Problem häufig falsch verstanden wird. Wenn wir zum Beispiel manchmal jemanden als „süchtig" nach Sport oder nach Büchern bezeichnen, weisen wir damit *nicht* auf ein *Problem* hin, sondern beschreiben nichts weiter als die starke *Zuneigung* des Betreffenden zu Sport oder Büchern.

Im psychologischen oder medizinischen Sinne verweist das Wort „süchtig" ganz klar auf ein Problem.

Eine Sucht beeinträchtigt das Leben, die Funktionsfähigkeit, Gesundheit und das Wohlergehen eines Menschen bis zu einem gewissen Grade. Natürliche, normale und gesunde Gefühle können nicht süchtig machen. Sich körperlich und geistig auf natürliche Weise, ohne Drogen und Medikamente wohlzufühlen ist ein Zeichen und eine Folge eines guten Gesundheitszustands.

Alle unsere Gefühle und Erlebnisse wirken sich auch körperlich auf uns aus. Jeder Geisteszustand hat physische, elektrische, strukturelle und chemische Folgeerscheinungen. Mit den heute verfügbaren Erkenntnissen lassen sich manche dieser Folgen leicht demonstrieren. Andere lassen sich im einzelnen noch nicht nachweisen, doch wird dies in dem Maße möglich werden, in dem wir lernen, diese Phänomene zu messen.

Es gibt eine chemische Korrelation zu unserem ganz natürlichen Wohlgefühl. Langläufer, Boxer und andere Sportler fühlen sich gut, wenn sie trainieren. Fachleute weisen darauf hin, daß dieses Hochgefühl von freigesetzten Endorphinen herrührt. Dieses Freisetzen von Endorphinen ist gut belegt. Doch den Begriff „Sucht" auf Menschen anzuwenden, die sich eines natürlichen Wohlgefühls erfreuen, ist fragwürdig und führt zu unnötiger Verwirrung auf dem bereits verworrenen Gebiet von Sucht und Drogenabhängigkeit.

Manche Drogenexperten glauben, daß das starke körperliche Training beim Sportler eine Sucht nach seinen eigenen natürlichen Endorphinen hervorruft (einer Art natürlichen Morphiums, das im Körper freigesetzt wird). Andere Fachleute weisen darauf hin, daß Wagehälse, professionelle Filmdoubles, Testpiloten, Rennfahrer, Feuerwehrleute und Polizisten „süchtig" nach ihren eigenen natürlichen Adrenalinausschüttungen werden.

In dem genannten Zusammenhang ist die Verwendung des Begriffs „Sucht" meiner Meinung nach nicht sinnvoll, weil das noch mehr Verwirrung auf diesem Gebiet hervorruft. Es ist natürlich, daß sich ein trainierender Sportler gut fühlt, und was er tut, steigert sein körperliches und geistiges Wohlbefinden, so daß es absurd erscheint, dies als Sucht zu bezeichnen. Viele Menschen in sogenannten gefährlichen Berufen lieben ihre Arbeit sehr und finden es aufregend und spannend, diese Arbeit zu meistern. So gesehen ist es nicht sinnvoll, die Liebe zu ihrer Arbeit Sucht zu nennen.

Es gibt in *jedem* Berufszweig eine gewisse Anzahl von Menschen mit einem Todeswunsch oder der Neigung zum Selbstmord. Auch in diesen hier genannten, objektiv gefährlichen Berufen mag es einige Individuen mit Todeswunsch oder mit selbstzerstörerischen Absichten geben. Aber ihre Arbeit ist an sich schon aufregend, besonders wenn sie sie meistern. Die große Begeisterung bei der Bewältigung einer schwierigen oder gefährlichen Arbeit ist meiner Meinung nach nicht Grund genug für die Charakterisierung als Problem oder Sucht. Spezialisten dieser Berufszweige sind sich der Gefahren ihrer Arbeit im allgemeinen mehr bewußt als Suchtfachleute; sie treffen entsprechende

Vorkehrungen und schaffen gewöhnlich ein Gleichgewicht zwischen dem Gewinn, den sie aus ihrer Arbeit ziehen, und den Risiken. Sie sind stolz auf ihre Fähigkeiten und auf das Vergnügen an ihrer Arbeit. Die Liebe zu ihrer Arbeit kann nicht ernsthaft als Sucht bezeichnet werden.

Als Sucht im Sinne dieses Buches soll nur gelten, was bis zu einem gewissen Grade das Leben eines Menschen schädigt oder beeinträchtigt.

Wie alle anderen Probleme treten auch Süchte und Abhängigkeiten in verschiedenen Graden auf. Wir sprechen von einer ernsthaften Sucht, wenn das Leben eines Menschen stark und schwer gestört und der Drang nach der süchtig machenden Substanz oder dem süchtig machenden Verhalten unwiderstehlich ist.

Das Leben mancher Süchtiger ist durch ihre Sucht hochgradig bedroht oder gestört, doch einige werden von Verwandten und Freunden beschützt und beschirmt, was – obwohl hilfreich – den Tag, an dem sie sich die harten Tatsachen ihrer Sucht eingestehen müssen, nur hinauszögert. Ihr Leben *scheint* in Ordnung zu sein; doch ohne die Hilfe und Unterstützung von Familie oder Freunden wäre die Ernsthaftigkeit ihres Problems allen schneller sichtbar.

Physiologische Abhängigkeit

Fast jedermann kennt die sogenannte physiologische Abhängigkeit. Der klassische Fall ist die Heroinsucht. Heroin und davon abgeleitete Substanzen gehören zu den physiologisch am stärksten abhängig machenden Drogen. Im Laufe der Zeit entwickelt der Körper eine Toleranz und Abhängigkeit von der Droge. Wenn der Süchtige die Droge eine Zeitlang nicht bekommt, stellen sich Entzugserscheinungen und als Folge davon körperliches und seelisches Leiden ein. Sogar der Entzug einer so geringfügig abhängig machenden Droge wie Kaffee kann zu leichten Entzugserscheinungen (wie zum Beispiel Kopfschmerzen) führen.

Kürzlich verkündete der amerikanische Gesundheitsminister, daß auch Nikotin zu den körperlich abhängig machenden Drogen gehöre. Den Experten auf diesem Gebiet ist diese Tatsache schon seit Jahrzehnten bekannt. Die physiologischen Aspekte der Nikotinsucht sind nach ungefähr drei Tagen Abstinenz überwunden. Fragt man aber einen schweren Raucher, ob seine Probleme drei Tage nach Einstellung des Rauchens vorbei sind, ist die Antwort meistens nein. Manche Raucher leiden noch nach mehr als einem Jahr schrecklich unter Entzugserscheinungen. Diese Entzugserscheinungen sind offensichtlich nicht physiologischer Art, sonst wären sie schneller vorüber. Was so lange dauert, ist eine durch den Entzug des bevorzugten Beruhigungsmittels hervorgerufene Angstkrise. Häufig treten denn auch andere „Beruhigungsmittel“ an die Stelle der Zigaretten.

Die Tatsache der körperlichen Abhängigkeit von bestimmten Drogen steht außer Frage. Es ist jedoch meine These, daß der rein physiologische Gesichtspunkt der Sucht einen relativ untergeordneten Aspekt des Problems darstellt und überbetont wird. *Die physiologische Abhängigkeit ist nicht das Hauptproblem.*

In bezug auf Kokain waren sich die Fachleute jahrelang nicht wirklich im klaren. Es ist keine physiologisch stark süchtig machende Droge, und die meisten Fachleute verkündeten deshalb, es sei harmlos. Heute ist allgemein anerkannt, daß es eine *psychologisch* schwer süchtig machende Droge ist.

Manche Puristen pflegen den Begriff „Sucht" nur für physiologische Abhängigkeit zu verwenden. Doch wie wir sehen werden, sind die ernsthaften Suchtprobleme nicht in erster Linie physiologischer, sondern psychologischer Art.

In England ist die Verabreichung von Heroin an Patienten mit schweren und chronischen Schmerzen legal. Hier läßt sich die interessante Tatsache beobachten, daß bei Patienten, denen zur Schmerzlinderung Heroin verabreicht wurde, kein nennenswertes Entzugsproblem auftritt, wenn das Heroin nach erfolgreicher Behandlung wieder abgesetzt wird.

Während des Vietnamkriegs nahm die Mehrzahl der im Kampf stehenden amerikanischen Soldaten eine Reihe illegaler Drogen ein. Für die meisten Drogenfachleute war es überraschend, daß der überwiegende Teil der Veteranen nach ihrer Heimkehr langfristig benutzte Drogen einfach aufgab; nur ein geringer Prozentsatz der regelmäßigen Drogenbenutzer nahm auch noch weiterhin Drogen, nachdem sie der Belastung des Kampfeinsatzes nicht mehr ausgesetzt waren. Nach der vorherrschenden Theorie über die

Bedeutung der physiologischen Abhängigkeit hätte das nicht geschehen dürfen. Dieser Theorie nach hätten die meisten Veteranen bei ihrer Rückkehr süchtig sein müssen.

Es scheint wahrscheinlich, daß sowohl die schmerzgeplagten Patienten in England als auch die Kriegsveteranen die Drogen in erster Linie zur Erleichterung in einer objektiv unerträglichen Situation benutzten. Nachdem diese reale Situation vorüber war, gab es trotz der entstandenen physiologischen Abhängigkeit kein Suchtproblem mehr.

Die Berichte über die Patienten mit starken Schmerzen und über die Kriegsveteranen, die zu harten Drogen gegriffen hatten, passen zu der hier vorgestellten Theorie über die Natur von Sucht und Drogenabhängigkeit. Das Hauptproblem beim Drogenentzug ist eine Angstkrise. Wenn ein Mensch sein bevorzugtes Beruhigungsmittel nicht erhält, gerät er in einen ernsthaften Angstzustand. Obwohl die physiologische Abhängigkeit durchaus real ist, ist das Grundproblem bei Sucht und Drogenabhängigkeit psychologischer Natur.

Manchen Suchtexperten wird es schwerfallen, diese neue Theorie anzunehmen, weil ihnen das Verständnis für die Schwere des Angstproblems fehlt. Das Vorhandensein körperlicher Entzugserscheinungen läßt sie annehmen, daß die Ursache dafür in physiologischer Abhängigkeit liegen müsse.

Alle Emotionen haben körperliche Folgen; eine Emotion ist eine *psychosomatische* (Körper und Seele betreffende) Reaktion. Intensive und starke Emotionen haben schwerwiegende körperliche Folgen. Das ist der Grund dafür, daß so viele Opfer von Panikanfällen, die glauben, sie stürben an einem Herzanfall, sich weniger beruhigt fühlen, als man vielleicht vermutet, wenn sich herausstellt, daß es gar kein Herzanfall war. Intensive Angst ist gewiß eines der schlimmsten Erlebnisse.

Eine unter Agoraphobie leidende Patientin beschrieb mir deutlich, wie schrecklich und beeinträchtigend extreme Angst sein kann: sie sagte mir, daß sie auch dann nicht imstande sei, ihren dreijährigen Sohn, den sie hingebungsvoll liebt, ins Krankenhaus zu fahren, wenn sein Leben davon abhinge. Mehr als ein paar Schritte von ihrer Haustür entfernt konnte sie weder gehen noch fahren; es war ihr einfach nicht möglich. Es handelt sich hier nicht um einen Mangel an Mut, denn ich habe Kriegshelden behandelt, die im Kampf außerordentlichen Mut bewiesen hatten und doch nicht imstande waren, diese Art von Angst auszuhalten. Wenn Sie sehr starke Angst noch nicht gesehen oder erlebt haben, läßt sich der damit verbundene nackte Schrecken schwer vorstellen.

Der Zusammenhang zwischen Sucht und Angst

Es gibt in der Welt Legionen von Menschen, die sich genauso elend *fühlen,* als litten sie unter chronischen körperlichen Schmerzen oder als wären sie im Krieg, – obwohl dies nicht der Fall ist. Wir nennen diese Menschen „angstbelastet".

Ein Angstzustand bedeutet Anwesenheit von Furcht, ohne daß es dafür einen objektiven Grund gäbe. Wer darüber nicht Bescheid weiß, mag über diese Menschen spotten, weil ihr Problem so „lächerlich" erscheint; doch die Opfer von Angstzuständen wissen, wie „lächerlich" so etwas ist. Ihre Bürde wird dadurch noch erschwert, denn sie leiden nicht nur unter der Angst, was schon schlimm genug ist, sondern kommen sich ihres Problems wegen auch noch äußerst dumm vor.

Alle Suchtprobleme sind Folge der die Angst verdeckenden Wirkung bestimmter legaler oder illegaler Drogen (im weitesten Sinne, zum Beispiel Koffein, Tabak, Alkohol, Kokain, Marihuana, Valium, Schokolade, bestimmte Nahrungsmittel) oder der Angst verschleiernden Wirkung bestimmter Verhaltensweisen (zum Beispiel Nägelkauen, Haareraufen, Daumenlutschen und Zwangsrituale wie Zählen oder Sich-Bewegen auf ganz bestimmte Art). Viele der den schweren Ängsten und panischen Störungen gemeinsamen Verhaltensmuster zum *Vermeiden* bestimmter Situationen haben ebenfalls einen süchtig machenden Aspekt.

Das am meisten verbreitete Medikament ist Aspirin. Und doch habe ich in den vierzig Jahren meiner Praxis, in deren Verlauf ich viele Suchtformen behandelte, nie einen Fall von Aspirin*abhängigkeit* erlebt. Einige wenige unter chronischen Schmerzen leidende Menschen mögen Aspirin regelmäßig einnehmen, doch ist es nicht sinnvoll, hier von einer „Sucht" nach Befreiung von körperlichen Schmerzen zu reden.

Wenn der Schmerz verschwunden ist, besteht kein weiterer Bedarf an Aspirin. Hätte das Aspirin angstverdeckende Qualitäten, wären viele Menschen aspirinsüchtig. Die bloße Einnahme eines Medikamentes oder einer Droge allein führt noch nicht zu Drogenabhängigkeit. Die Droge muß bei einem sehr angstbeladenen Menschen angstverdeckend wirken, bevor eine Sucht zustande kommt.

Meiner Theorie nach litten die Kriegsveteranen, die auch weiterhin Drogen einnahmen, nachdem sie die Belastung des Feldeinsatzes hinter sich gelassen hatten und nach Hause zurückgekehrt waren, unter chronischer Angst. Sie entdeckten die angstverdeckenden Qualitäten ihrer bevorzugten Droge und die damit verbundene Erleichterung ihrer Angst im Krieg. Sie verwendeten Drogen auch nach Kriegsende weiter, weil sie auch nach ihrer Rückkehr aus dem Krieg unter dem großen Druck ihrer Angst standen. Für solche Menschen wäre es möglicherweise schon eine Erleichterung, einen *Grund* für ihre Angst zu finden, wie zum Beispiel den Krieg; denn dadurch könnten sie ihrem seltsamen und schrecklich überwältigenden Gefühl wenigstens einen Sinn unterlegen.

Da Angst ein so verbreitetes psychisches Problem ist, waren viele Soldaten möglicherweise schon vor dem Feldeinsatz sehr gestreßt. Manche von ihnen wären wohl auch ohne Krieg durch ihre Angst sehr belastet gewesen. Bei einigen von ihnen führten die schrecklichen Kriegserlebnisse zu posttraumatischen Störungsformen. Sie alle bedurften nach dem Kriege einer Erleichterung von ihren Leiden. Die Drogen, die sie verwendeten, schienen ihnen diese Erleichterung zu verschaffen.

Bitte beachten Sie: Die Drogen vermittelten die Erleichterung nicht wirklich, es *schien* nur so, als brächten sie die so verzweifelt gewünschte Erleichterung.

Die Mehrheit der Kriegsveteranen brauchte die Drogen nach Kriegsende nicht mehr und gab sie deshalb mühelos auf. Für diese ehemaligen Kämpfer war mit dem Ende des Krieges auch die Quelle ihrer Angst versiegt, doch für den unter chronischer Angst leidenden Kriegsveteranen bestand die Belastung auch weiterhin noch, so wie sie auch schon vor dem Kriegserlebnis vorhanden gewesen war.

Viele Menschen sagen, daß sie die Drogen benutzen, um sich „gut" zu fühlen. Was viele von ihnen (den Suchtgefährdeten) „sich gut fühlen" nennen, ist in Wirklichkeit nichts als das vorübergehende, trügerische Gefühl des Freiseins von Angst. Die Angst kann so chronisch sein, daß diese Menschen sich nicht einmal bewußt sind, wie schlecht es ihnen geht, bis sie eine Droge ausprobieren und dabei finden, daß sie sich dadurch viel besser fühlen, als sie sich je hätten vorstellen können.

Ein Süchtiger oder jemand, der zu Süchten neigt (suchtgefährdete Persönlichkeit), ist jemand, der unter chronischer oder situationsbezogener, manchmal fast unerträglicher Angst leidet. Er findet, manchmal vielleicht nur zufällig, einen Stoff oder ein Verhalten, das ihm *scheinbare* Erleichterung verschafft.

Es ist wichtig zu verstehen, daß keine echte Erleichterung eintritt, sondern nur eine beruhigende oder blockierende Wirkung. Die Angst ist vorübergehend zugedeckt. Dieser Verdeckungseffekt ist mit Gefahr verbunden, denn er schafft die Ausgangssituation für den Beginn einer Abhängigkeit. Der Griff zur Droge vermittelt eine dringend benötigte, aber nur scheinbare Erleichterung von der Angst. Eine Abhängigkeit kann mit jedem beliebigen Stoff oder mit jeder beliebigen Verhaltensweise beginnen, die diese so sehr benötigte Erleichterung verschaffen.

Wären Drogen oder Verhaltensweisen tatsächlich in der Lage, Angst zu vermindern oder zur Ausschaltung des Grundes für die Angst beizutragen, gäbe es kein Suchtproblem. In diesem Fall würde das Problem behandelt, abgetragen und möglicherweise sogar ganz ausgeschaltet.

In Wirklichkeit wird die Angst aber mit wachsender Abhängigkeit gewöhnlich schlimmer. Die schwere Krise beim Entzug einer süchtigmachenden Droge oder Aktivität ist eine Angstkrise. Wenn Sie nicht mit schwer angstbeladenen Patienten oder mit im Entzug stehenden Drogenabhängigen vertraut sind, mag es schwerfallen, die Tiefe und Qual der Entzugsangst zu verstehen.

Ein Süchtiger kann auch nach einem erfolgreichen Entzug eine neuerliche Krise durchmachen, wenn eine neue Belastung auftritt, wie zum Beispiel der Verlust des Arbeitsplatzes oder die Krankheit eines Familienmitgliedes. Jedes aufrüttelnde Ereignis kann ein extremes und erneutes intensives Bedürfnis nach dem bevorzugten Beruhigungsmittel hervorrufen.

Sucht ist in erster Linie Abhängigkeit von einem Beruhigungsmittel. In diesem Zusammenhang sind jeder Stoff und jede Verhaltensweise, die Angst verschleiern oder überlagern, Beruhigungsmittel. Es kann sich hierbei um eine Droge handeln, um Alkohol, Lebensmittel, Zigaretten, Glücksspiel, Nägelkauen, Haareraufen oder andere beliebige Stoffe oder Handlungen. Wer sehr häufig diese „Beruhigungsmittel" benutzt, ist sich der unterschwelligen Angst meist nicht bewußt, da sie ständig überspielt wird. Das Vorhandensein dieser unterschwelligen Angst läßt sich durch ein einfaches Experiment aufdecken. Lassen Sie einen beliebigen Süchtigen ohne sein bevorzugtes Beruhigungsmittel sein, sei es nun eine Substanz oder eine Aktivität, und heftige Angst wird ihn überwältigen. Er wird sich dann dieser immer vorhandenen, jedoch normalerweise vor dem Bewußtsein verborgen gehaltenen Angst sehr bewußt.

Der Süchtige, dem man sein Beruhigungsmittel vorenthält, wird seiner Angst gewahr, die immer heimlich droht, an die er aber nie denkt, weil er sie ständig zudeckt. Typischerweise greift der Süchtige beim ersten Anzeichen von Angst zu seinem bevorzugten Beruhigungsmittel und hat deshalb wenig Gelegenheit, sich ihrer bewußt zu werden.

Ein Raucher, dem die Zigaretten ausgegangen sind und der feststellt, daß alle Läden geschlossen und alle Zigarettenautomaten leer sind, lernt die Angst kennen, deren er sich nicht bewußt ist, solange er eine Zigarette nach der anderen raucht.

Wenn diese Theorie über die grundlegende Natur von Süchten zutrifft, dann sollte es möglich sein, auch den stärksten Drang nach Suchtbefriedigung auszuschalten, indem man die unterschwellige Angst, die den Drang nach Suchtbefriedigung nährt, behandelt und beseitigt (nicht überdeckt).

Beim Weiterlesen werden Sie entdecken, daß wir jetzt den stärksten Drang nach Suchtbefriedigung tatsächlich schnell überwinden können, indem wir die ihm zugrunde liegende Angst ausschalten. Damit ist uns ein wirkungsvolles Instrument in die Hand gegeben, mit dessen Hilfe wir nicht nur Süchte, sondern im Laufe der Zeit auch die hinter den Süchten verborgenen Ursachen beseitigen können. Wenn Sie die hier beschriebenen Verfahrensweisen studieren und anwenden, werden Sie sehen, wie leicht sich diese bei den meisten Süchtigen einsetzen lassen.

Sucht und Gewohnheit

Viele Menschen verwechseln Angewohnheiten und Abhängigkeiten. Zwischen beiden besteht ein beträchtlicher Unterschied.

Eine Angewohnheit ist ein Verhaltensmuster, das regelmäßig ausgeführt wird und so in unser Verhaltensrepertoire eingefügt ist, daß es gewöhnlich ohne bewußte Anstrengung abläuft. Da bei der Einführung einer neuen Gewohnheit immer ein gewisser Grad an Anstrengung aufgewendet wird, ist auch für die

Veränderung einer Gewohnheit ein bestimmtes Maß an Anstrengung notwendig. Wir haben uns zum Beispiel angewöhnt, automatisch die Autoschlüssel aus dem Zündschloß zu ziehen, damit wir uns nicht ausschließen, wenn wir aus dem Auto steigen. Wenn wir das Auto waschen, reparieren oder vom Hotelportier parken lassen, bedarf es einer bewußten Anstrengung, um nicht wie gewöhnlich mit den Autoschlüsseln wegzugehen. Wenn wir eine bewußte Anstrengung machen, ist es nicht so schwierig, sich umzugewöhnen; die Schwierigkeit liegt darin, im richtigen Augenblick daran zu *denken*, daß wir etwas bewußt tun müssen. Manche Menschen glauben, Angewohnheiten seien wie Abhängigkeiten. Doch dem ist nicht so. Bei einer Abhängigkeit oder Sucht ist der Drang nach Suchtbefriedigung, auch wenn man sich dessen voll bewußt ist, je nach Stärke der Sucht zwingend bis überwältigend.

Wir alle haben die Gewohnheit, uns regelmäßig die Zähne zu putzen. Falls eine neue Entdeckung auf dem Gebiet der Zahnheilkunde nun plötzlich erwiese, daß es besser wäre, die Zähne *nicht* zu putzen (was sehr unwahrscheinlich ist), wäre es nicht sehr schwierig, das Zähneputzen aufzugeben. Denn ein *gewisses* Maß an Anstrengung ist auch beim *Einhalten* von Gewohnheiten (ebenso wie bei Abhängigkeiten) erforderlich; und alle Lebewesen, angefangen bei der Amöbe, streben danach, Arbeit oder Anstrengung bei der Durchführung ihrer Aktivitäten so gering wie nur möglich zu halten. Ein Wurm lernt in einem einfachen Irrgarten bald den kürzesten Weg zu seinem Ziel. Es gibt einen natürlichen Widerwillen gegenüber unnötigem Aufwand. Wir würden es deshalb größtenteils sehr einfach finden, die Gewohnheit des Zähneputzens aufzugeben.

Wie allgemein bekannt, ist es im Gegensatz zu Gewohnheiten äußerst schwierig, Abhängigkeiten aufzugeben. Wenn etwas nur sehr schwer aufzugeben ist, handelt es sich nicht um eine Angewohnheit, sondern um eine Abhängigkeit. Bei einer Abhängigkeit fühlt man sich getrieben und unter Zwang; Angewohnheiten sind nur gut *eintrainierte* Verhaltensweisen.

Kapitel 2

Die Schnellbehandlung von Angst und Phobien

Ängste und Phobien sind die am weitesten verbreiteten psychischen Probleme. Die große Mehrheit der Menschen leidet bis zu einem gewissen Grad unter Phobien (das heißt unter unbegründeten Befürchtungen) oder unter einem unbestimmten, anhaltenden Angstgefühl. Die am häufigsten eingestandene Phobie ist eine Art „Bühnenangst", – in Wirklichkeit die Angst davor, vor anderen Menschen *aufzutreten*; nur sehr wenige Menschen haben tatsächlich Angst vor einer *Bühne*.

Eine weniger anerkannte, aber weit verbreitete Phobie ist die ungerechtfertigte Angst davor, in einer Liebesbeziehung verletzt zu werden (eine Angst, die ich „Amouraphobie" nenne). Diese Phobie und ihre zahlreichen bösartigen Nebenwirkungen verursachen im Bereich der Liebesbeziehungen mehr unnötiges Leiden als jede andere Schwierigkeit. Obwohl sehr weit verbreitet, wird Amouraphobie nicht allgemein anerkannt. Die meisten Opfer sind sich dieser Phobie nicht bewußt; sie merken zwar, daß ihr Liebesleben nicht zufriedenstellend ist, wissen im allgemeinen aber nicht um den Grund ihrer Probleme.

Andere verbreitete Phobien sind Angst vor Höhen, vor dem Fliegen, vor Ärzten, Zahnärzten, Nadeln, Tieren oder geschlossenen Räumen. Ein typischer Phobiker leidet nur in der phobieauslösenden Situation unter Angst. (Interessanterweise ist die Höhenangst in Wirklichkeit überhaupt keine Angst vor Höhen. Die meisten unter dieser Angst leidenden Menschen stellen fest, daß sie an Bord eines Flugzeugs nicht die Spur von Höhenangst erleben, obwohl sie sich dort höher befinden als auf dem höchsten Gebäude. Was ihnen Beschwerden verursacht, sind die von Fenstern oder Balkonen aus sichtbaren konvergierenden Fluchtlinien. Sie fühlen sich von diesen Linien „angezogen", was manche Psychologen zu der Vermutung veranlaßt, daß sie sich selbst nicht wirklich vertrauen und daß sie befürchten, sie würden in die Tiefe springen. Das ist im allgemeinen barer Unsinn. Es gibt Menschen, die auch auf konvergierende Linien auf horizontaler Ebene überempfindlich reagieren, so daß der Anblick von Bahnschienen oder Straßen, die in die Ferne führen, bei ihnen eine ähnliche Reaktion hervorruft wie diejenige der „höhenanfälligen" Menschen.)

Ein *generell* ängstlicher Mensch kann *immerzu* unter dem Druck der Angst stehen. Besonders störend sind die schwereren und komplexeren, als Agoraphobie und panische Störung bekannten Angstprobleme. Agoraphobie heißt wörtlich „Angst vor dem Marktplatz", wird als Begriff aber heute für Menschen gebraucht, die tödliche Angst vor dem Verlassen der Sicherheit eines „sicheren Platzes", zum Beispiel ihrer

Wohnung, haben. Manche können sich außerhalb ihrer Haustür überhaupt nicht bewegen, andere sind auf eine bestimmte Entfernung von ihrem sicheren Platz eingeschränkt. Manche dieser Menschen haben bereits schwere Panikanfälle erlitten und haben extreme Angst vor einem weiteren Anfall. Diese Probleme bilden oft eine schwerwiegende Belastung und können das Leben der Opfer dieses Leidens zerstören.

Viele Alkohol- und Drogensüchtige leiden unter einer solchen Art anhaltender Angst und verschleiern diese durch ihre Sucht. *Tatsächlich lautet meine These, daß alle Süchtigen aufgrund ihrer schweren und chronischen Ängste süchtig wurden.*

Offensichtliche Angstprobleme kommen bei Frauen häufiger vor, Alkoholismus ist bei Männern weiter verbreitet. Der Grund dafür mag sein, daß es Männern seltener möglich ist, zu Hause zu bleiben, weil sie sich in die Arbeitswelt hineinfinden und arbeiten müssen. Sie finden im Alkohol vorübergehende Erleichterung, und wenn sie dann süchtig sind, haben sie schlimmere Probleme als zuvor.

Vor ungefähr zehn Jahren entwickelte ich eine sehr wirkungsvolle Behandlungsweise für Angstzustände, die schneller wirkt als alles vorher Bekannte: die „Fünf-Minuten-Kur für Phobien" (*Five Minute Phobia Cure*, vgl. Callahan 1991). Diese Methode ist so effektiv und dabei so schnell, daß es vielen Leuten schwerfällt, sie als echt anzuerkennen.

Als ich im Verlauf einer Werbetour für mein Buch *Leben ohne Phobie* in Fernsehen und Radio auftrat, wußte ich wohl, daß meine Behauptungen bei niemandem Glauben finden würden, wenn ich nur darüber berichtete. Ich konnte es kaum jemandem übelnehmen, wenn er meinen Behauptungen keinen Glauben schenkte, denn diese Behandlung für Phobien und Angstzustände ist nach den Worten von Dr. David Walther „beinahe unglaublich". (Walther 1988)

Bei der herkömmlichen Psychotherapie, die ich vor meiner Neuentdeckung praktiziert hatte, wären sowohl ich als auch meine Patienten begeistert gewesen, hätten wir nach einem Jahr Therapie auch nur einen Bruchteil dessen erreicht, was uns jetzt innerhalb von Minuten gelang. Die neue Therapie ist nicht nur wirksamer und schneller, sie erspart der Mehrzahl der Patienten auch das Leiden, welches alle anderen Therapien notwendigerweise mit sich bringen, denn ich verlange von meinen Patienten im allgemeinen nicht, sich (wie dort üblich) so lange angstbesetzten Situationen auszusetzen, bis sie geheilt sind oder es ihnen wesentlich besser geht.

Da der Erfolg und die Geschwindigkeit meiner Behandlung so sehr im Gegensatz zu einer vernünftigen Erwartung standen, lag es an mir, die Wahrheit meiner Behauptungen unter Beweis zu stellen. Ich tat etwas bislang Unerhörtes. Ich bat die jeweiligen Produzenten der Fernsehshow um die Erlaubnis, die Wirksamkeit meiner Verfahren in der Sendung zu demonstrieren. Ich bat sie, mir Phobiker und Menschen mit Angstproblemen zur Verfügung zu stellen, an denen ich die Geschwindigkeit und Wirksamkeit dieser neuen Entdeckung demonstrieren konnte.

Ich setzte meinen professionellen Ruf aufs Spiel und stellte mich der Herausforderung, solche skeptischen Fremden während verschiedener Fernseh- und später Rundfunksendungen zu behandeln. Die Möglichkeit des Scheiterns war vorhanden, und manchmal versagte ich auch bei Freiwilligen, deren komplexere Probleme eine mehr ins einzelne gehende Arbeit erforderten, als uns unter dem Zeitdruck dieser Sendungen zur Verfügung stand. Die Erfolgsquote war jedoch ungewöhnlich hoch: höher als 95 Prozent.

Für die Fernsehsendungen wählten wir Menschen aus, deren Heilung sich überprüfen ließ, indem man sie der vorher gefürchteten Situation aussetzte und so sicherstellte, daß keine Angst mehr vorhanden war. Hatte jemand zum Beispiel eine Schlangenphobie, dann hielten wir eine Schlange im Studio bereit und lieferten so den Beweis für die tatsächlich eingetretene Heilung. Hatte jemand Angst vor Leitern, ließen wir ihn auf eine Leiter klettern. Wir wollten sichergehen, daß er sich nach der Behandlung nicht nur besser fühlte, sondern daß er tatsächlich von seiner Phobie geheilt war.

In den Hunderten von *Radio*sendungen, in denen ich auftrat, behandelten wir nur solche Freiwillige, die schon beim bloßen *Gedanken* an ihre Angst oder an eine angstbesetzte Situation außer sich gerieten, damit wir nach der kurzen Behandlung demonstrieren konnten, daß der Gedanke an ihr Problem sie nicht länger aus der Fassung brachte. Wenn jemand schon beim bloßen Gedanken an ein Problem außer sich gerät und dann nach der Behandlung beim besten Willen nicht mehr aus der Fassung geraten kann, bedeutet das, daß sich etwas Wichtiges verändert hat, und das heißt üblicherweise, daß zumindest eine Besserung eingetreten oder daß das Problem vielleicht sogar gelöst ist.

In den Rundfunksendungen behandelten wir eine Reihe von Leuten, die sich vor öffentlichen Auftritten entsetzten, und nach der Behandlung konnte man aus ihren Berichten und aus der wachsenden Ruhe und Selbstsicherheit ihrer jetzt entspannten Stimmen ablesen, daß es ihnen nach dieser kurzen Behandlung wirklich besser ging.

Die meisten Menschen, die eine dieser Schnellbehandlungen zum ersten Mal miterleben, fragen sich, ob eine Behandlung, die so schnell vonstatten geht, auch von Dauer sein kann. Im allgemeinen ist die Behandlung durchaus von Dauer. In den wenigen Fällen, in denen der Erfolg vielleicht nicht anhält, läßt sich die Behandlung bei Bedarf sehr leicht wiederholen.

Vorurteile gegenüber dem „Schnellbleiche"-Verfahren

Manche Menschen sind automatisch voreingenommen gegenüber schnellen Behandlungsweisen und bezeichnen diese abwertend als „Schnellbleiche". Solche Vorurteile sind absurd und halten den Fortschritt auf. Die meisten psychologischen Behandlungsweisen dauern jahre- oder monatelang, und ihre Wirksamkeit bei der Behandlung von Problemen läßt sich mit diesen neuen Schnellverfahren nicht vergleichen. Es ist keine Tugend, ein psychisches Problem länger zu behandeln als notwendig. Diese Schnellbehandlungen sind, nebenbei gesagt, gewöhnlich von Dauer.

Aus dem genannten Buch geht hervor, daß Angst und Phobien jetzt schneller und besser geheilt werden können, als man das je für möglich gehalten hätte. Die herkömmlichen psychologischen Behandlungsweisen für diese Probleme erscheinen im Vergleich zu diesen schnellen und wirkungsvollen Methoden schwerfällig und langatmig.

Die Geschwindigkeit, mit der sich die Behandlung durchführen läßt, beruht auf der Tatsache, daß wir den wahren Grund für diese Probleme gefunden haben. Wir können nun die wahre Ursache, das *Ungleichgewicht im Energiesystem des Körpers*, aus dem Weg räumen. Das wenig erforschte Energiesystem des Körpers scheint für die meisten psychischen Probleme die Rolle des Steuer- und Kontrollsystems zu spielen. (Siehe Kapitel „Wie funktioniert es?“, S. 71.) Wenn Sie das Energiesystem des Körpers kontrollieren können und wissen, wie sich die Psychologische Umkehrung behandeln läßt, verfügen Sie über das wirkungsvollste psychologische Instrumentarium, das es je gab.

Der Erfolg dieser Behandlung beruht auf der Entdeckung des Phänomens, das ich Psychologische Umkehrung nannte. Dies ist ein äußerst wichtiges Konzept bei der Behandlung aller Probleme, besonders aber bei der Behandlung von Süchten, denn so gut wie alle Süchtigen leiden unter der Komplikation der Psychologischen Umkehrung.

Kapitel 3

Psychologische Umkehrung (Eigensabotage)

Ist Ihnen jemals aufgefallen, daß es Zeiten gibt, in denen Sie ohne ersichtlichen Grund feindselig, negativ und gemein sind? Es kann vorkommen, daß Sie sich gegenüber Menschen, die Sie lieben, abschätzig oder unnötigerweise verletzend verhalten, sich dessen auch bewußt sind und Ihr Verhalten doch nicht ändern können. Dieses Phänomen beschäftigte mich jahrelang und verblüffte und interessierte mich zugleich. Es schien, als ob das, was wir „Willenskraft" nennen, während dieser Zeiten außer Kraft gesetzt sei. Denn auch wenn wir ganz klar sehen, daß unser Verhalten dumm und selbstzerstörerisch ist, scheinen wir doch vorübergehend außerstande zu sein, etwas daran zu verändern.

Ich entdeckte die Ursache und Quelle dieses Rätsels und nannte sie „Psychologische Umkehrung". Was man im allgemeinen als „schlechte Laune" bezeichnet, ist in Wirklichkeit der Zustand der Psychologischen Umkehrung.

Viele geistige und körperliche Leiden unterliegen im Laufe der Zeit einem natürlichen Heilungsprozeß, den wohlgemeinte Bemühungen um Abhilfe teils fördern, teils aber auch behindern. Die Natur neigt von sich aus dazu, Probleme zu überwinden. Bei einer kleinen Zahl von Menschen kommt es zu unserer Verwunderung jedoch vor, daß die Heilung bei einem Leiden, das normalerweise leicht heilt, ausbleibt. Der Patient mag dabei in jeder anderen Beziehung sehr gesund sein, so daß es anscheinend keinen Grund für das Ausbleiben der Heilung gibt. Es kommt zum Beispiel manchmal vor, daß der Knochen eines sonst völlig gesunden Menschen nach einem Beinbruch nicht wieder zusammenwächst, so daß eine Beinamputation nötig wird.

Vor einigen Jahren behandelte ich einen jungen Arzt, der sich auf Muskelverletzungen spezialisiert hatte und auf diesem Gebiet sehr bewandert war. Er hatte sich vier Jahre zuvor den Knöchel verstaucht, und dieser heilte trotz seines allgemein guten Gesundheitszustandes, seines Fachwissens auf diesem Gebiet und der Behandlung durch andere Fachleute nicht. Da er gerne Dauerlauf machte, fand er seinen Zustand besonders frustrierend.

Er kam in meine Praxis, weil ihn jemand darauf hingewiesen hatte, es könne ein psychisches Problem vorliegen. Es stellte sich denn auch schnell heraus, daß es sich bei seinem Problem um das handelte, was ich Psychologische Umkehrung nenne, und dieser Zustand verhinderte den natürlichen Heilungsprozeß seines Knöchels. Nachdem wir die auf den Knöchel bezogene Psychologische Umkehrung beseitigt hatten, setzte der natürliche Heilungsprozeß ein. Wie Sie noch sehen werden, blockiert das Vorhandensein der Psychologischen Umkehrung auf einem bestimmten Gebiet nicht nur den natürlichen Heilungsprozeß, sondern verhindert auch die Wirksamkeit normalerweise effektiver Behandlungsweisen.

Das Konzept der Psychologischen Umkehrung ist sehr interessant. Ich entdeckte es bei der Behandlung einer süchtigen Patientin. Sie litt unter der am weitesten verbreiteten Sucht: der Eßsucht. Wie viele andere in unserer wohlgenährten Gesellschaft versuchte sie seit Jahren ohne dauerhaften Erfolg, 25 Pfund Übergewicht loszuwerden. Immer wieder nahm ihr Gewicht zu, nachdem sie eine Zeitlang abgenommen hatte.

Mit Hilfe der Diagnoseverfahren aus der Angewandten Kinesiologie stellte ich fest, daß diese Patientin, die so um Gewichtsverlust rang und ihrem Therapeuten (mir) gutes Geld dafür bezahlte, sich bei dem Gedanken an Gewichtsverlust gestreßt fühlte, aber streßfrei beim Gedanken an Gewichtszunahme. Es sah so aus, als hätte sich ihr inneres Signalsystem gegen sie gewendet.

Eine Art kinesiologischer „Lügendetektor"-Test wies darauf hin, daß sie tief in ihrem Innern nicht wirklich abnehmen, sondern vielmehr zunehmen „wollte", sonst hätte sie sich nicht so häufig zum Schlemmen hinreißen lassen. Immer wieder kaufte sie Kuchen, Eis, Pralinen und andere „Dickmacher" und hielt regelrechte Orgien damit ab. Es schien, als triebe ein Teil von ihr, wie das bei so vielen von uns der Fall ist, Eigensabotage. Dieser negative Teil ihrer Persönlichkeit übernahm immer wieder die Kontrolle über ihre Handlungsweise und führte zu selbstzerstörerischem Verhalten wie zum Beispiel Überessen.

Ihr Handeln und ihr Verhalten waren nicht auf Gewichtsverlust, sondern auf Gewichtszunahme ausgerichtet. Da ihr Motivationssystem gegen ihr angestrebtes Ziel gerichtet war, nannte ich dieses Problem „Psychologische Umkehrung". Anfangs zog ich das wohlbekannte Klischee in Betracht, ihr Eßverhalten sei ein Zeichen ihrer Furcht davor, attraktiv zu sein. Doch das war nicht der Fall. In derselben Gruppe testete ich einen Mann, der glücklich verheiratet war, keine Angst vor Sex hatte und sich nicht davor fürchtete, attraktiv zu sein. Bei ihm zeigte sich dieselbe Psychologische Umkehrung. Auch sein System hatte sich gegen ihn gewendet.

Ich überprüfte nun alle meine Patienten auf dieses Phänomen hin und fand, daß bei jedem einzelnen schwierigen Patienten, das heißt bei allen, die keine Fortschritte erzielten, derselbe Zustand der Psychologischen Umkehrung vorlag. Bei Patienten, die gute Fortschritte machten, zeigte sich keine Psychologische Umkehrung.

In der Folge entdeckte ich, daß es einem Menschen im Zustand der Psychologischen Umkehrung nicht möglich ist, gesund zu werden. Diese Umkehrung unterbindet die Wirksamkeit von Behandlungen und beeinträchtigt oder verlangsamt natürliche Heilungsprozesse. Ich habe große Mengen klinischen

Beweismaterials dafür angesammelt, daß ein „umgekehrter" Mensch nicht gesund werden kann und daß andererseits Menschen gesunden können und auch gesunden, deren Umkehrung korrigiert wurde und korrigiert bleibt.

Es ist eine interessante Tatsache, daß die Psychologische Umkehrung sich einerseits ganz speziell nur auf einen bestimmten Lebensbereich beziehen oder andererseits – was weniger häufig vorkommt – massiv sein kann und dann die *meisten* Lebensbereiche negativ beeinflußt.

Im Zustand der Psychologischen Umkehrung ist der Wille oder die Selbstkontrolle ganz eindeutig eingeschränkt. Die verfügbaren Wahlmöglichkeiten sind auf die negativen Wahlmöglichkeiten beschränkt, die Gedanken und Ideen tendieren üblicherweise ins Negative. Im Zustand der ernsthaften Psychologischen Umkehrung ist das einzige, auf das man hoffen darf, der Versuch, diesen Zustand zu beheben, und häufig zeigt sich dagegen ein heftiger Widerstand.

Das Phänomen der Psychologischen Umkehrung ist meßbar; seine Auswirkungen sind so vorhersagbar, regelmäßig und gesetzmäßig, daß es mich dazu veranlaßte, ein psychologisches Gesetz zu formulieren.

Das Callahansche Gesetz

Wiederholte Beobachtungen, und zwar in Tausenden von Fällen, haben erwiesen, daß die aus der Psychologischen Umkehrung hervorgehenden Phänomene regelmäßig, gesetzmäßig und vorhersagbar sind. Sie sind regelmäßiger als alles, was ich sonst in der Psychologie erlebt habe, und ähneln den Gesetzen der Physik und Chemie. Diese Beobachtungen veranlaßten mich zur Formulierung dessen, was ich das „Callahansche Gesetz“ nenne:

Wenn sich ein Mensch im Zustand der Psychologischen Umkehrung befindet, ist es ihm unmöglich, auf eine sonst wirksame Behandlungsweise positiv zu reagieren. Ist die Umkehrung behoben, kann der Mensch auf eine wirksame Behandlung ansprechen.

Wenn Sie die von uns entwickelten Schnellbehandlungen und die Behandlung für die Psychologische Umkehrung erlernen, werden Sie selbst sehen, daß sich die Gültigkeit dieses Gesetzes leicht überprüfen läßt.

Den Begriff „Psychologische Blockierung“ gibt es schon seit vielen Jahren, und ich fragte mich oft, um was es sich dabei wohl handeln könne. Jetzt weiß ich, daß die sogenannte Psychologische Blockierung in Wirklichkeit und genauer ausgedrückt eine Psychologische Umkehrung ist. Beim Sport heißt die Psychologische Umkehrung „Leistungstief“. Körper und Geist scheinen einfach nicht richtig zu funktionieren, wie sehr sich der gut trainierte Sportler auch anstrengt.

Die Psychologische Umkehrung ist sowohl ein körperlicher als auch ein Geisteszustand mit zahlreichen Folgeerscheinungen und bestimmten Einstellungen. Die diesen Zustand begleitenden charakteristischen Geisteshaltungen sind: Negativismus, Defätismus, Feindseligkeit, eine überkritische Einstellung und die Tendenz, nur die negative Seite zu sehen (– das Glas ist halb leer, nicht etwa halb voll), Hoffnungslosigkeit, Hilflosigkeit und die besessene Beschäftigung mit den negativen Seiten der Dinge.

Wenn diese Einstellungen zu einem meßbaren Grad vorhanden sind (sie können durchaus unterschwellig sein), läßt sich nach der Korrektur der Umkehrung eine fast sofortige Abwendung von diesen Geisteshaltungen und das Auftauchen einer Reihe von positiveren Einstellungen beobachten. Oft ändert sich auch der Gesichtsausdruck sofort. Es gibt Patienten, deren Psychologische Umkehrung deutlich in ihrem Gesicht geschrieben steht und deren veränderter Gesichtsausdruck nach der Behandlung dramatisch auffällt.

So gut wie jedermann ist zu gewissen Zeiten in dem einen oder anderen Lebensbereich „umgekehrt". In diesem Sinn kann die Psychologische Umkehrung als ein universelles menschliches Phänomen betrachtet werden.

Hochleistung und Psychologische Umkehrung

Eine interessante Studie in bezug auf menschliche Spitzenleistungen wurde von Blaich durchgeführt. (Blaich 1987) Sein Maßstab waren die Lesegeschwindigkeit und das Leseverständnis von Versuchspersonen, und er stellte fest, daß diese nach der Durchführung bestimmter Korrekturmaßnahmen (von denen manche ziemlich komplex waren und das Geschick eines hochtrainierten Arztes erforderten), dramatisch anstiegen. Es wurde dabei kein Training zur Erhöhung der Lesegeschwindigkeit durchgeführt, sondern es handelte sich nur um das Schärfen der Wahrnehmung und anderer Fähigkeiten der Versuchspersonen; nicht durch Training, sondern durch das Beheben bestimmter Probleme, die sich gezeigt hatten. Die deutlichste und wirksamste Verbesserung stellte sich ein, wenn unter den zahlreichen verwendeten Verfahren die ganz einfache Korrektur der Psychologischen Umkehrung durchgeführt wurde.

Die Leistungssteigerung nach der einfachen und schnell durchführbaren Korrektur der Psychologischen Umkehrung war deutlich größer als die, die auf die anderen Techniken zur Leistungssteigerung der Versuchspersonen folgte. Alle diese Methoden halfen bis zu einem gewissen Grad, doch keine so gut wie die schnelle und einfache Korrektur der Psychologischen Umkehrung.

Blaich berichtet auch (in einem persönlichen Bericht), daß er die Korrektur für die Psychologische Umkehrung einsetzt, um die Leistung der Weltklasse-Athleten zu verbessern, mit denen er arbeitet. Er bestätigt meine Beobachtung, daß die Wahrscheinlichkeit des Auftretens von Psychologischer Umkehrung mit steigendem Leistungsgrad wächst. (Auch diese Beobachtung scheint sich gesetzmäßig zu wiederholen.) Das Problem der Psychologischen Umkehrung hält viele Leute mit hohem Leistungsniveau von noch besseren Leistungen ab.

Die „Angst vor Erfolg", an die üblicherweise geglaubt wird, gibt es selten. Es scheint eine Art Barriere vorhanden zu sein, die sich auftut, je mehr sich die Leistung steigert, ähnlich der Schallmauer, auf die

Flugzeuge stoßen, wenn sie sich der Überschallgeschwindigkeit nähern.

Sucht und Psychologische Umkehrung

Das Auftreten von Psychologischer Umkehrung unterscheidet sich von Problem zu Problem. Bei Angstzuständen und Problemen mit Phobien liegt die Häufigkeit beispielsweise bei 40 bis 50 Prozent. Das heißt, daß ungefähr die Hälfte aller Phobieprobleme am Besserwerden oder der völligen Gesundung gehindert werden. Manche heilen vielleicht teilweise und geraten dann ins Stocken. Nachdem wir die Behandlung für die Psychologische Umkehrung entdeckt hatten, stieg die Erfolgsquote bei der Behandlung von Phobien und Angstzuständen sofort dramatisch an. Nach der Durchführung der einfachen und schnellen Korrektur für die Psychologische Umkehrung war es möglich, die Mehrzahl der Phobiker zu behandeln, die zuvor auf eine Behandlung nicht angesprochen hatten.

Psychologische Umkehrung kommt bei Süchtigen häufiger vor als bei jeder anderen Gruppe. Tatsächlich leiden so gut wie alle Süchtigen unter der Psychologischen Umkehrung, und können deshalb nicht gesund werden. Dies ist der Hauptgrund dafür, daß es äußerst schwierig ist, Süchtige zu behandeln, und daß so viele von ihnen rückfällig werden, nachdem es ihnen eine Zeitlang besser zu gehen schien.

Nach dem Callahanschen Gesetz kann ein Mensch nur dann gesund werden, wenn seine Psychologische

Umkehrung behoben ist. Da manche Süchtige Heilung finden, ohne je von Psychologischer Umkehrung gehört zu haben, bedeutet das, daß ihre Umkehrung irgendwie korrigiert wurde, sonst könnte es ihnen nicht besser gehen. Viele therapeutische Maßnahmen und manchmal auch die Einstellung des einzelnen zu seinem Problem führen zur Behebung der Psychologischen Umkehrung, ohne daß den Betroffenen dies bewußt ist.

Nach meinen Erkenntnissen kann das Herbeiführen einer positiven Selbsteinschätzung die Psychologische Umkehrung beheben. Es ist wohl kein Zufall, daß die meisten psychotherapeutischen Ansätze darauf ausgerichtet sind, in den Patienten das Gefühl der Selbstannahme zu fördern und zu entwickeln.

Die *Anonymen Alkoholiker* kultivieren die Selbstannahme auf wundervolle Weise, indem sie jeden Alkoholiker sich als Alkoholiker identifizieren lassen, wenn er spricht. Sich selbst annehmen, während man gleichzeitig eingesteht, ein Problem zu haben, ist eine brillante Einsicht. Dieses einfache Verfahren kann dem Alkoholiker helfen, seine Psychologische Umkehrung zu beheben, und damit ein beträchtlicher Schritt zur Heilung sein.

Wenn ich mich an einige der schwierigsten Patienten der Jahrzehnte vor der Entdeckung der Psychologischen Umkehrung zurückerinnere, erkenne ich jetzt, warum sie so schwierig waren. Manchen von ihnen konnte ich letztendlich helfen, aber es dauerte sehr lange. Im Laufe vieler Monate korrigierten wir unabsichtlich allmählich die Psychologische Umkehrung, indem ich ihnen eine stillschweigende Selbstannahme vermittelte, während sie gleichzeitig unverhüllt eingestanden, daß sie ein Problem hatten. Jetzt, wo uns das Phänomen der Psychologischen Umkehrung bekannt ist, ist es wirksamer, dieses direkt anzugehen. Es läßt sich im allgemeinen (zumindest vorübergehend) in weniger als einer Minute beheben.

Es gibt Menschen mit schweren Problemen, die nicht „umgekehrt" sind. Psychologische Umkehrung weist nicht nur auf das Vorhandensein eines Problems hin, sondern ist genauer gesagt eine *Blockierung*, die die Heilung des Menschen verhindert. Nach der Behebung der Psychologischen Umkehrung muß dann das eigentliche Problem behandelt werden; eine Behandlung kann nicht erfolgreich sein, wenn der Mensch „umgekehrt" ist.

Kapitel 4

Das Ausschalten des Suchtdrangs

Obwohl die Behandlung von Süchten ein äußerst schwieriges Problem ist, läßt sich der Drang nach Suchtbefriedigung unter Anwendung dieser neuen Entdeckungen jetzt verhältnismäßig leicht ausschalten. Die Behandlung des Suchtdrangs läßt sich bei jeder Art von Sucht anwenden und verringert oder behebt diesen Drang in ungefähr neun von zehn Fällen. Die Behandlung hat eine sehr hohe Erfolgsrate.

Diese Behandlung eignet sich auch sehr gut zur Verminderung oder Überwindung schwerer Entzugserscheinungen bei Erwachsenen. Ob Teile dieses Verfahrens auch Säuglingen helfen können, denen die Sucht im Mutterleib vermittelt wurde, ist noch nicht erprobt. Obgleich die Behandlung von Kleinkindern spezifische Probleme mit sich bringt, wäre dies ein sehr lohnenswerter Versuch.

Im Lichte dieses neuen Ansatzes gesehen scheint es sich bei Entzugserscheinungen hauptsächlich um eine Form überwältigender, intensiver Angst zu handeln. Mit dieser neuen Behandlungsweise lassen sich die Entzugserscheinungen von Patienten, die von legalen und vom Arzt verschriebenen Medikamenten zur

Unterdrückung von Ängsten abhängig sind, jetzt radikal verringern. Trotzdem ist es ratsam, den Medikamentenentzug unter der Aufsicht eines erfahrenen Arztes durchzuführen und sich so vor körperlichen Schädigungen zu schützen.

Bei der geringen Anzahl von Süchtigen, die auf diese Behandlung nicht reagieren, auch wenn sie korrekt durchgeführt wird, sind meist andere Komplikationen vorhanden. Die Komplikationen sind bei jedem individuell verschieden und gewöhnlich nicht von Dauer oder Schwere der Sucht abhängig. Bei der *allgemeinen* Behandlung von Süchten müssen Schwere und Dauer der Sucht sehr wohl in Betracht gezogen werden; für den Erfolg des Verfahrens zur Reduktion des Suchtdrangs sind sie jedoch nicht relevant. Die Beseitigung des Suchtdrangs wirkt sowohl bei Abhängigen, die lange Zeit und schwer süchtig sind, als auch bei solchen, die erst seit kurzer Zeit und nicht so stark abhängig sind.

Wenn wir eine große Anzahl von Süchtigen behandeln, findet sich darunter immer ein geringer Prozentsatz von Patienten, die zwar auf die Behandlung sehr gut ansprechen, das Ganze jedoch so wenig glaubhaft finden, daß sie nicht gewillt sind, über eine Besserung zu berichten. Eine vorsichtige und beharrliche Befragung kann hier aufdecken, ob dies der Fall ist. Sie finden die Behandlung so ungewöhnlich und die Ergebnisse so unerwartet, daß sie einfach nicht genau berichten können. Diese Gruppe stellt nur einen sehr kleinen Teil der Süchtigen dar, doch da dieser Fall durchaus ab und zu auftreten kann, ist es nützlich, wenn man sich bei der Behandlung dieser Möglichkeit bewußt ist.

Ein Hinweis darauf, daß jemand zu dieser Gruppe der „Verblüfften“ gehört, liegt darin, daß diese Menschen anfangs nicht die geringsten Schwierigkeiten dabei haben, die Stärke ihres Suchtdrangs zahlenmäßig anzugeben. Diese Schwierigkeit entsteht erst *nach* der Behandlung. Wenn sie eine Zahl nennen sollen, die die Stärke ihres Drangs nach der Behandlung widerspiegelt, sagen sie typischerweise: „Ich weiß es nicht.“ Und sie scheinen plötzlich außerstande, eine Zahl zu nennen. Das ist im allgemeinen ein gutes Zeichen dafür, daß eine wichtige Veränderung eingetreten ist. Weiteres Nachfragen bringt oft an den Tag, daß sich ihr Drang beträchtlich vermindert hat.

Bei der geringen Anzahl von Süchtigen, die tatsächlich *nicht* sofort auf die Behandlung ansprechen, ist das gewöhnlich die Folge einer Blockierung, die durch die Korrektur der Psychologischen Umkehrung behoben werden kann.

Der Ablauf der Behandlung

Wenn Sie die Behandlung das erste Mal durchführen, sollten Sie warten, bis Ihr Drang sehr stark ist, damit Sie um so intensiver erleben, wie gut die Behandlung wirkt. Danach wiederholen Sie die Behandlung jedesmal, wenn Sie Drang oder Verlangen spüren.

1. Stufen Sie die Stärke Ihres Drangs ein.

   Um die Behandlung richtig steuern zu können, ist es wichtig, daß Sie die Stärke Ihres Drangs auf einer 10-Punkte-Skala einstufen. Wählen Sie eine Zahl zwischen 1 (= keinerlei Bedürfnis) und 10 (= der Drang könnte nicht stärker sein), die den Grad Ihres Suchtdrangs zu diesem Zeitpunkt genau angibt.

2. Behandlung

   Während der Behandlung sollten Sie an Ihren Suchtdrang denken und daran, wie gut es wäre, wenn Sie Ihrem heftigen Verlangen nachgäben. Klopfen Sie mit den Zeige- und Mittelfingern Ihrer Hände auf die in der Abbildung (s. u.) gekennzeichneten Stellen unterhalb Ihrer Augen (Klopfpunkt 1). Klopfen Sie kräftig und so fest Sie können, ohne daß es wehtut.

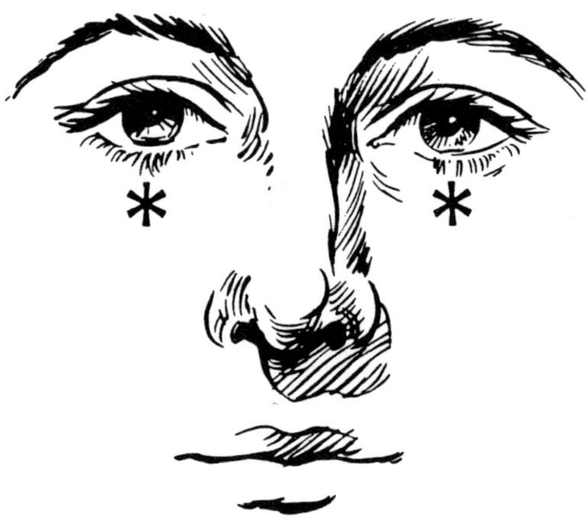

Klopfpunkt 1

Nachdem Sie unter jedem Auge fünf- bis zehnmal geklopft haben, sollten Sie ein deutliches Nachlassen Ihres Suchtdrangs beobachten. Wenn Sie auf der 10-Punkte-Skala um oder über 7 liegen, fällt der Drang normalerweise um zwei oder mehr Punkte ab.

Wenn jemand berichtet, daß er nur um einen Punkt nachgelassen habe, hat sich meiner Erfahrung nach oft überhaupt keine Verringerung eingestellt, doch der Betreffende bemüht sich wahrscheinlich, „positiv" zu sein, und bildet sich ein, sein Bedürfnis sei geringer, obwohl das nicht der Fall ist. Verdrehen Sie die Tatsachen nicht; Ihre Genauigkeit ist für die Durchführung der Behandlung sehr wichtig. Ich stellte fest, daß ungefähr einer von hundert Süchtigen tatsächlich nur um einen Punkt abfällt, doch ist das eine Ausnahme von der Regel.

Wenn Ihr Drang nach dem Klopfen unterhalb der Augen unverändert bleibt, gehen Sie über zum Abschnitt über die Behandlung der Psychologischen Umkehrung (S. 60), führen Sie diese Korrekturmaßnahme durch und wiederholen Sie das Klopfen unterhalb Ihrer Augen. Sie sollten dann ein deutliches, nicht nur geringfügiges, sondern eindeutiges und klares Nachlassen Ihres Drangs nach Suchtbefriedigung spüren.

Wie bei den meisten Dingen dauert es am Anfang, wenn Sie noch lernen, etwas länger, doch wenn Sie das Verfahren erst einmal beherrschen, können Sie Ihren Drang nach Suchtbefriedigung in weniger als einer Minute ausschalten.

Die Behandlungsserie

Ich nenne diese Reihe von neun Kurzbehandlungen die Behandlungsserie, weil ich feststellte, daß sich die verschiedenen Behandlungen alle durch das Klopfen eines einzigen Punktes ausführen lassen, den ich den „Serienpunkt" nenne.

Durch die Behandlungsserie verringert sich Ihr Drang noch weiter. Denken Sie weiterhin an Ihren Drang und klopfen Sie mit zwei Fingern fest auf den Serienpunkt auf Ihrem Handrücken (siehe Abbildung). Dieser Punkt liegt auf der Mittellinie zwischen den Knöcheln des kleinen Fingers und des Ringfingers. Welche Hand Sie dabei benutzen, spielt keine Rolle; die meisten Menschen klopfen lieber mit ihrer dominanten Hand auf den Handrücken der nichtdominanten Hand. Klopfen sie fünf- bis zehnmal für jede der neun Positionen der Behandlungsserie und denken Sie dabei weiterhin an Ihren Suchtdrang.

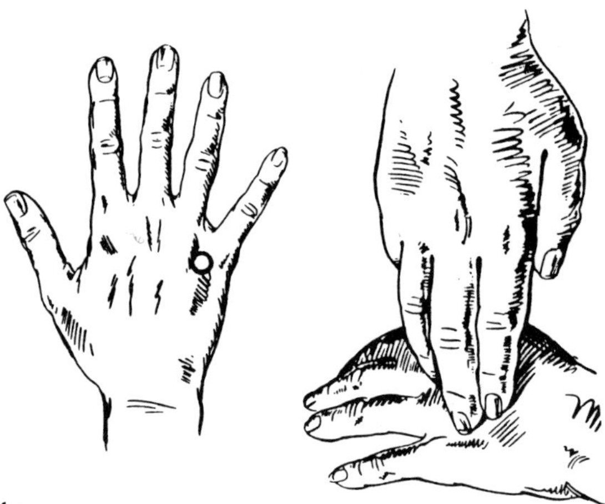

Serienpunkt

Die neun Positionen der Behandlungsserie sind folgende:

a) Halten Sie Ihre Augen geöffnet, während Sie klopfen.

b) Schließen Sie Ihre Augen.

c) Richten Sie Ihre Augen ganz nach unten und ganz nach rechts.

d) Richten Sie Ihre Augen ganz nach unten und nach links.

e) Rollen Sie Ihre Augen im Kreis.

f) Lassen Sie Ihre Augen nun in der entgegengesetzten Richtung kreisen.

g) Summen Sie eine beliebige Melodie wie zum Beispiel „Hänschen klein ...".

h) Zählen Sie: 1, 2, 3, 4, 5 ...

i) Summen Sie noch einmal (– diese Wiederholung ist aus technischen Gründen wichtig).

(Es ist ganz natürlich, daß Sie sich bei der Durchführung dieser ungewöhnlichen Verfahren etwas merkwürdig vorkommen; halten Sie sich dabei jedoch vor Augen, daß dies die besten Behandlungsmethoden für diese Probleme sind, die wir kennen; in ein paar

Jahren werden Sie viele Leute diese Behandlung durchführen sehen. Sie sind die Avantgarde.)

Wiederholen Sie nun das Klopfen unterhalb der Augen, während Sie an den noch verbliebenen Drang denken.

Das Bedürfnis nach oder Interesse an Ihrem Suchtobjekt sollte nun vollständig verschwunden sein. Versuchen Sie Ihren Drang noch einmal wiederzubeleben. Das sollte nicht möglich sein. Stellen Sie sich vor, wie angenehm es wäre, sich Ihrem Drang hinzugeben. Auch das sollte keine Wirkung mehr auf Sie haben. Der Grund dafür liegt darin, daß wir vorübergehend den Streß, unter dem Sie leiden, nämlich Ihre Angst, ausgeschaltet haben. Sie *brauchen* Ihr bevorzugtes Beruhigungsmittel jetzt *nicht mehr*, und Ihr Bedürfnis danach und Interesse daran sollten vollständig verschwunden sein.

Nach der Beseitigung des Grundproblems stellt sich eine natürliche Entspannung ein. Eine Entspannung, die normal und gesund ist, nicht falsch und destruktiv wie die sogenannte Entspannung, die sich ergibt, wenn Sie Ihrer Sucht nachgeben.

Da das die Sucht auslösende Problem behandelt wird, kommt es nicht zu einer neuen Abhängigkeit von den Behandlungen, wie das bei den angstverdeckenden Substanzen oder Verhaltensweisen der Fall ist. Stellt sich die suchtbedingte Gier wieder ein, behandeln Sie Ihre Angst einfach noch einmal. Dadurch heilen Sie Ihre Sucht und leisten einen Beitrag zur dauerhaften Veränderung Ihrer „suchtgefährdeten Persönlichkeit".

Eine suchtgefährdete Persönlichkeit entsteht, wenn jemand auf Grund einer ererbten Anlage auf den Streß des Lebens mit intensiven Angstzuständen reagiert. Es entsteht dann das starke Bedürfnis nach Erleichterung in irgendeiner Form, und manche Menschen finden zufällig heraus, daß bestimmte Stoffe oder Verhaltensweisen diese Angst zu mindern scheinen. Leider zu einem hohen Preis, denn das „Heilmittel", das heißt das Beruhigungsmittel, kann zu einer Abhängigkeit führen, die gewöhnlich schlimmer ist als das ursprüngliche Problem mit der Angst.

Behandlung der Psychologischen Umkehrung

Die Behandlung zur Reduktion des Suchtdrangs wirkt in neun von zehn Fällen. Wenn Sie nach dem Klopfen unterhalb der Augen überhaupt keine Minderung spüren, sind Sie sehr wahrscheinlich „blockiert", und diese Blockierung, die ich Psychologische Umkehrung nenne, verhindert die Wirkung der Behandlung. Psychologische Umkehrung ist ein körperlicher und geistiger Zustand, der unter anderem die Wirksamkeit einer sonst effektiven Behandlung verhindert. Auf der Entdeckung der Psychologischen Umkehrung und ihrer Korrektur beruht die ungewöhnlich hohe Erfolgsrate, derer wir uns bei dieser Behandlung für alle möglichen Probleme erfreuen.

Zur Beseitigung dieser Blockierung denken Sie an Ihren Suchtdrang und klopfen Sie auf den Punkt für die Psychologische Umkehrung an der äußeren Handkante einer Ihrer Hände. Dieser Punkt liegt ungefähr dort, wo Sie einen Karateschlag mit Ihrer Handkante ausführen würden. (Vgl. Abbildung S. 61)

Beim Klopfen sagen Sie dreimal (wenn möglich, laut): „Ich akzeptiere mich, obwohl ich immer noch unter meinem Suchtdrang leide." Sie brauchen diese Worte nicht zu glauben, nur auszusprechen. Diese Kombinationsbehandlung für Psychologische Umkehrung korrigiert normalerweise die Umkehrung. Die vorher nicht wirksame Behandlung zur Reduzierung des Suchtdrangs sollte nun den Drang nach Suchtbefriedigung wesentlich verringern. Wiederholen Sie

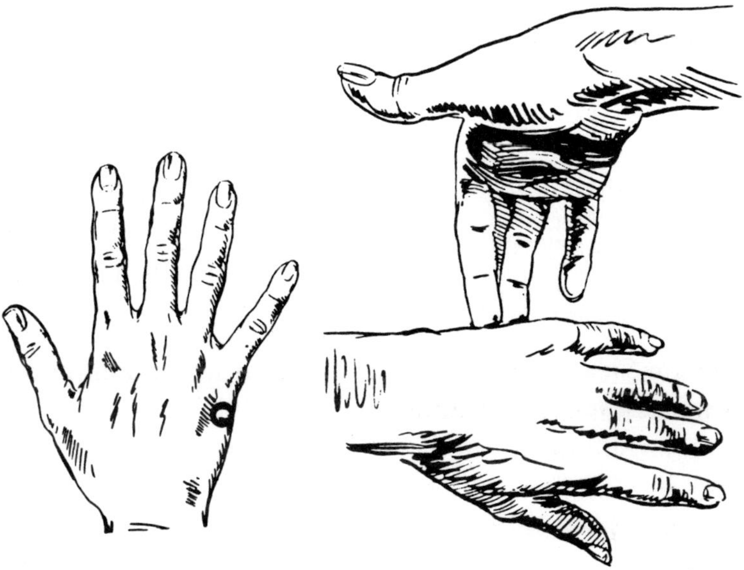

Klopfpunkt
für Psychologische Umkehrung

jetzt den Rest der Behandlung zur Verringerung des Suchtdrangs, und Ihr Drang sollte deutlich absinken.

Behandlung der schnell wiederkehrenden Umkehrung

Wenn der Drang nach Suchtbefriedigung immer noch nicht nachläßt, leiden Sie wahrscheinlich unter dem von mir als „schnell wiederkehrende Umkehrung" bezeichneten Phänomen. Dies ist eine Psychologische Umkehrung, die sich sofort wieder einstellt, nachdem sie neutralisiert wurde.

Suchen Sie die Punkte für die schnell wiederkehrende Umkehrung auf der oberen Hälfte Ihres Brustkorbs (siehe Abbildung S. 63). Die gekennzeichneten Stellen sind empfindlicher als die Umgebung. Der linke Punkt ist normalerweise empfindlicher als der rechte. Reiben Sie beide Punkte kräftig, besonders den empfindlicheren, und wiederholen Sie dabei die Affirmation: „Ich akzeptiere mich, obwohl ich immer noch den Drang nach Suchtbefriedigung habe." Wenn Sie medizinische Probleme im Brustbereich haben, sprechen Sie sich vorher mit Ihrem Arzt ab.

Wiederholen Sie die Behandlung zur Verringerung des Suchtdrangs; Ihr Drang sollte jetzt geringer werden.

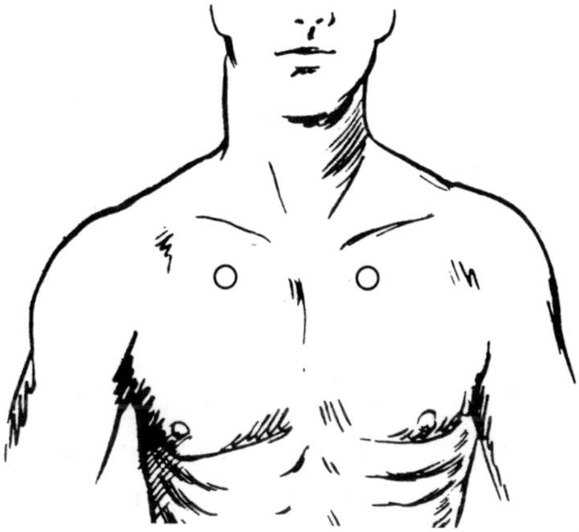

Klopfpunkt für schnell wiederkehrende Psychologische Umkehrung

Wenn der Drang nicht vollständig verschwindet

Wenn sich Ihr Drang verringerte, aber nicht vollständig verschwand, deutet das auf die von mir so benannte „Miniumkehrung" hin. Darunter verstehe ich eine Blockierung, die *während* der Behandlung entsteht und die volle Wirksamkeit der Behandlung behindert. Um diese Blockierung zu beseitigen, klopfen Sie auf den Punkt für die Psychologische Umkehrung (an der Handkante; siehe Abbildung S. 61) und sagen dreimal: „Ich akzeptiere mich, obwohl ich *immer noch einen Teil* meines Suchtdrangs habe." (Beachten Sie die Hervorhebung.)

„Ich kann mir meinen Suchtdrang nicht mehr vorstellen.“

Der menschliche Verstand hat das sehr starke Bedürfnis, zu verstehen und dem, was geschieht, einen Sinn zu verleihen. Hier ist ein interessantes Beispiel für dieses Phänomen: Während meines Psychologiestudiums führte ich meine ersten Hypnoseversuche durch. Bei der gemeinsamen Prüfungsvorbereitung kam in einer Gruppe von Psychologiestudenten das Thema Hypnose auf. Ich hatte zu diesem Thema viel gelesen und tat unverfroren kund, ich könne hypnotische Phänomene demonstrieren.

Einer meiner Studienkollegen stellte sich als Freiwilliger zur Verfügung und ich begann, ihn zu hypnotisieren. Er erwies sich als sehr gut hypnotisierbar. Damals schrieb ich das meinen erstaunlichen hypnotischen Fähigkeiten zu, doch meine spätere Erfahrung lehrte mich, daß das Verdienst allein beim Hypnotisierten lag.

Er ließ sich so leicht hypnotisieren, daß sich an ihm viele der interessanten Hypnosephänomene demonstrieren ließen, wie zum Beispiel positive und negative Halluzinationen und posthypnotische Amnesie. Ich suggerierte ihm, daß er bei der Erwähnung des Wortes „Psychologie“ das Fenster öffnen müsse, und stellte diese Suggestion unter posthypnotische Amnesie, so daß er sich beim Aufwachen nicht daran erinnern konnte.

Ich muß erwähnen, daß sich dies im Winter in Ann Arbor im Staate Michigan ereignete, daß es draußen sehr kalt und im Zimmer kühl, aber angenehm war. Da wir uns auf eine Psychologieprüfung vorbereiteten, dauerte es nicht lange, bis das „magische“ Wort fiel. Er wurde unruhig und nervös, und jemand fragte: „Was ist los, Bob?“ Bob antwortete, es sei zu heiß im Zimmer, und zog sein Hemd aus. Vor der Hypnose war ihm die Zimmertemperatur sehr angenehm gewesen. Er war immer noch unruhig, ging dann zum Fenster und öffnete es trotz der Einwendungen der Gruppe. Später hypnotisierte ich ihn noch einmal und suggerierte ihm, er solle sich an alles erinnern.

Was hier geschah, ist, daß er einen starken Zwang verspürte, das Fenster zu öffnen, obwohl ihm das sinnlos vorkam. Er mußte dieser merkwürdigen Idee einen Sinn verleihen, also kam sein Unterbewußtsein auf die Idee, das Zimmer zu warm erscheinen und ihn sein Hemd ausziehen zu lassen; lauter Ausschmükkungen, die ihm das Gefühl sinnvollen Handelns vermittelten.

Wir alle sind wie Bob laufend damit beschäftigt, dem, was wir tun, fühlen, erleben und denken, einen Sinn zu verleihen. Wir benehmen uns manchmal merkwürdig und erfinden anschließend „Erklärungen“, die unser Verhalten sinnvoll erscheinen lassen. Wie in Bobs Fall sind unsere Theorien nicht immer stimmig und oft falsch.

Es ist einfacher und direkter, auf unbekannte Phänomene mit einem Satz zu reagieren wie: „Ich habe den seltsamen Drang, etwas zu tun, weiß aber nicht warum.“

Es ist natürlich, daß wir Menschen versuchen, etwas, was wir nicht verstehen, zu erklären. Und was hat das alles nun mit der Behandlung zu tun? Die meisten Leute glauben, daß die Wirkung der Behandlung auf *Ablenkung* beruhe, wobei sie natürlich vergessen, daß wir sie auffordern, während und nach der Behandlung an ihren Suchtdrang zu denken. Wollten wir sie davon ablenken, würden wir sie nicht ständig bitten, sich auf ihr Verlangen nach der entsprechenden Substanz oder dem betreffenden Verhalten zu konzentrieren.

Viele Menschen sagen nach einer erfolgreichen Behandlung, daß sie sich nicht mehr an ihren Suchtdrang erinnern können. Das ist nicht genau ausgedrückt. Es ist nicht so, daß sie sich nicht daran erinnern können, sondern: wenn sie an ihren Drang denken, ist kein Drang mehr vorhanden, – wahrscheinlich zum ersten Mal in vielen Jahren. Die Behandlung hat die Ursache für das Vorhandensein des Drangs beseitigt. Tatsächlich können sie also sehr wohl daran denken (und denken auch daran!), doch der Drang ist nicht mehr vorhanden. Bezeichnenderweise können sie den Drang nach Befriedigung ihrer Sucht auch dann nicht mehr heraufbeschwören, wenn sie sich darum bemühen.

Da sie das Ergebnis im allgemeinen nicht verstehen (– die Prinzipien, die hinter der starken Wirkungskraft dieser Behandlungen stehen, sind nicht allgemein bekannt), ist es natürlich, daß viele Menschen versuchen, eine „Erklärung" für das, was sich ereignet hat, zu finden. Die meisten Süchtigen sind sich sehr wohl dessen bewußt, daß der Versuch, sich von einem starken Drang nach Suchtbefriedigung *abzulenken*, nutzlos ist; doch „vergessen“ sie das, wenn sie nach einer Erklärung suchen.

Die Wortwahl „Ich kann mich nicht mehr daran erinnern“ verringert die Bedeutung der Behandlung. Unterschätzen Sie die Wirkungskraft dieser Behandlungen nicht; das würde nur zu einer Selbsttäuschung führen. Bitte verstehen Sie, daß es vor diesen Entdekkungen noch nie eine so wirkungsvolle Behandlung für den Drang nach Suchtbefriedigung (oder für Angstzustände) gab.

Lassen Sie sich nicht durch den Umstand täuschen, daß die Behandlung ungewöhnlich oder einfach erscheint. Für Ihre zukünftige Heilung ist es wichtig, die Wirkungskraft dieser Behandlung zu erkennen. Und ich möchte noch einmal betonen, daß es noch nie vorher etwas Ähnliches gab. Wenn Sie diesen grundlegenden Punkt nicht verstehen, werden Sie die Behandlung nicht richtig anwenden.

In meiner Praxis hängt ein Schild, das in sehr großen Buchstaben verkündet: „Ich kann mich nicht mehr daran erinnern.“ Darunter steht klein gedruckt: „Genauer gesagt sollte es heißen: Es ist jetzt gerade kein Drang nach Suchtbefriedigung vorhanden.“ Wann immer ein Patient sagt: „Ich kann mich nicht mehr daran erinnern“, bitte ich ihn, dieses Schild zu lesen.

Wie lange hält die Wirkung an?

Nach der Beseitigung oder wesentlichen Verringerung des Suchtdrangs ist die Frage von Bedeutung: „Wie lange hält die Reduktion an?“ Die Antwort lautet, daß die Dauer des Behandlungserfolgs individuell verschieden ist und manchmal sogar bei ein und derselben Person zu unterschiedlichen Zeiten variiert. Einige wenige Menschen unterziehen sich nur einmal der Behandlung zur Reduzierung ihres Suchtdrangs und verspüren danach nie wieder das Verlangen nach dem Stoff, von dem sie abhängig waren. Dies ist zwar eine seltene Reaktion, doch kommt sie durchaus vor.

In den meisten Fällen stellt sich unsere krankhafte Gier beim ersten Anzeichen von Streß wieder ein, und wir müssen die Behandlung so oft wiederholen, wie unser Drang wieder auftritt. Die Häufigkeit der Behandlung hängt davon ab, wieviel Streß wir zu der betreffenden Zeit ausgesetzt sind. Es ist wichtig, sich dabei vor Augen zu halten, daß die Wiederholungen der Behandlung keine Verschwendung sind, sondern daß mit jeder Behandlung die zugrundeliegende Ursache der Sucht behandelt wird. Da das Grundproblem angesprochen und behandelt wird (und nicht nur überdeckt, wie das bei der Einnahme von Beruhigungsmitteln geschieht), kann es durch wiederholtes Behandeln allmählich überwunden werden.

Sucht ist die Abhängigkeit von einem bevorzugten Beruhigungsmittel. Wenn wir uns fragen, *wie oft* wir die Behandlung wiederholen müssen, brauchen wir uns nur zu fragen, wie oft wir ein Beruhigungsmittel brauchen. Einige wenige Menschen müssen die Behandlung etwa alle zwanzig Minuten wiederholen. Der Durchschnitt liegt bei mehreren Stunden.

Es ist wichtig, sich vor Augen zu halten, daß die Behandlung nicht nur ein weiteres Beruhigungsmittel darstellt, das das Problem vertuscht und dadurch ein größeres Problem und einen stets wachsenden Bedarf an weiteren Beruhigungsmitteln schafft. Mit der Behandlung sprechen Sie das dem Suchtdrang zugrunde liegende Problem (Angst) an und behandeln es. Sie vertuschen oder verstecken das Problem nicht, wie das die Beruhigungsmittel tun. Sie arbeiten auf das Ende des Teufelskreises hin, in dem Sie gefangen sind und der Ihnen schadet.

Je häufiger jemand die Behandlung braucht, desto intensiver und überwältigender ist die zugrundeliegende Angst. Je mehr Streß Sie in Ihrem Leben aushalten müssen, desto häufiger ist eine Behandlung notwendig. Mit der Behandlung schalten Sie nicht nur Ihren Suchtdrang aus, sondern Sie tun sich auch etwas Gutes. Sie merzen die Angst aus, die Ihren Drang nach Suchtbefriedigung nährt.

Die Behandlung beruht weder auf Suggestion, positivem Denken, Hypnose, Ablenkung, dem Placeboeffekt oder ähnlichem. Noch brauchen Sie an die Behandlung zu *glauben*, um eine Wirkung zu erzielen. Tatsächlich wirkt die Behandlung sogar angesichts massiver Zweifel. Wenn die Behandlung korrekt durchgeführt wird, ist es Ihnen nicht mehr möglich, Ihren Drang heraufzubeschwören.

Kapitel 5

Wie funktioniert es?

Es kommt häufig vor, daß jemand, der zum ersten Mal die phänomenalen Ergebnisse beobachtet, die sich mit dieser neuen Behandlungsweise erzielen lassen, diese auf Hexerei oder – mit den Worten eines prominenten Psychologen – auf „Schamanismus" zurückführt.

Es überrascht mich, daß gebildete Menschen auf solche „Erklärungen" verfallen. Sie halten Hexerei oder Schamanismus wohl für sehr wirksam. Die Erfolgsrate bei der Behandlung einfacher, leicht abgrenzbarer Phobien ist verblüffend: sie liegt bei etwa 95 Prozent. Diese erfolgreichen Behandlungen erfolgen außerdem oft innerhalb von Minuten.

Ich habe bis jetzt noch kein Beweismaterial gesehen, das mich von der Wirkungskraft von Hexerei, Schamanismus oder Geistheilung überzeugen könnte. Hätte ich daran je etwas Vertrauenerweckendes gefunden, würde ich versuchen, diese mystischen Vorgehensweisen genau zu studieren und zu erlernen.

Andere „Erklärungen", die ich oft zu hören bekomme, führen die Ergebnisse auf Suggestion, Erwartungshaltung, Glauben, geistige Haltung oder auf den

Placeboeffekt zurück. Wer diese Alternativen anbietet, ist sicherlich kein guter Beobachter. Die übliche Reaktion des „Durchschnittsbürgers“ auf unsere Behandlungsweise ist Skepsis. Was wir tun, läßt sich mit nichts Bekanntem vergleichen. Und daß die Behandlung auch nur die geringste positive Wirkung auf sie haben könnte, ist so ziemlich das Letzte, was diese Leute erwarten. Manche wollen es sogar dann noch nicht glauben, nachdem sie selbst erfolgreich behandelt worden sind!

Ich habe Menschen innerhalb weniger Minuten von ernsten, lebenslangen Problemen geheilt, und obwohl sie ohne Zweifel wissen, daß sie plötzlich kein Problem mehr haben, widerstrebt es ihnen dennoch einzugestehen, daß dies auf die Behandlung zurückzuführen ist. Andere Ärzte, die mit meiner Methode arbeiten, berichten von derselben merkwürdigen Reaktion.

Weil die Behandlung so neu und ungewohnt ist und dies so viel Negativität hervorruft, bekommen wir nicht einmal unseren „gerechten Anteil“ an Placeboheilungen. Wir arbeiten laufend *gegen negative Suggestionen* an; positive Suggestionen kommen uns also keineswegs zugute.

Angenommen, Sie haben die Behandlung zur Verringerung des Suchtdrangs selbst ausprobiert und wissen also, *daß* sie wirkt. Die Frage ist nun, *warum und wie* die Behandlung wirkt.

Weder Hypnose noch Suggestion

Wer diese Behandlung zum ersten Mal erlebt, nimmt oft an, es handele sich dabei um eine Art Hypnose oder Suggestion. Es ist nichts Beleidigendes an diesem Gedanken,– er stimmt nur einfach nicht. Ich bin mir bewußt, daß die Behandlungen sofort mehr Anerkennung fänden, wenn ich sie als eine Form von Hypnose vorstellte, denn heutzutage akzeptieren die meisten Menschen die Hypnose. Jedoch wäre das nicht wahr, denn die Behandlung hat nichts mit Hypnose zu tun.

Wie im vorigen Kapitel besprochen, neigen wir, wenn uns etwas begegnet, das wir nicht verstehen, dazu, diesem einen Sinn zu verleihen, indem wir es auf etwas beziehen, das wir verstehen oder zu verstehen *glauben.* Tatsächlich ist mir in den mehr als vierzig Jahren, in denen ich schon mit Hypnose arbeite, noch niemand begegnet, der wirklich versteht, wie Hypnose oder Suggestionen tatsächlich wirken.

Einmal trat ich in einer Fernsehsendung mit einem bekannten Psychiater und Experten für Phobien auf, der einiges Lobenswerte über mein Buch *Leben ohne Phobie* sagte; er fügte jedoch hinzu, daß es, was den Behandlungsteil angehe, erhebliche Mängel aufweise. Er sagte, Phobien seien durch keine Art der Behandlung heilbar, und auch die in meinem Buch beschriebene Behandlungsweise werde sicherlich niemandem helfen.

Nachdem ich in dieser Sendung drei von ihm als „schwer phobisch“ eingestufte Menschen vor seinen eigenen Augen erfolgreich behandelt hatte, verschanzte er sich hinter der Ansicht, sie seien durch das „Showgeschäft" geheilt worden. Wobei er wohlgemerkt *vor* ihrer erfolgreichen Heilung nicht erwähnt hatte, daß sich Phobiker durch das „Showgeschäft" (was immer das auch sein mag) heilen ließen.

Mein Angebot, ihn bei der Behandlung anzuleiten, so daß er sie selbst an einem der phobischen Freiwilligen ausprobieren könne, hatte er abgelehnt. Ich hätte ihm gerne einsichtig gemacht, daß jeder, der die Behandlung richtig durchführt, denselben Erfolg erzielt; auch wenn er nicht an die Behandlung glaubt. Er jedoch wollte einfach nichts davon wissen. Die vielen ähnlichen Erlebnisse mit Fachkollegen vermitteln mir eine leise Ahnung von der Frustration, die Galilei empfunden haben muß, als sich die Wissenschaftler seiner Zeit einfach weigerten, durch sein Teleskop zu schauen.

Mit „Showgeschäft" meinte der Psychiater vielleicht, daß es den Freiwilligen deshalb irgendwie (durch Zauberei?) besser ging, weil sie vor einem Publikum auftraten. Ich habe mehr Leute öffentlich behandelt als jeder andere mir bekannte Arzt, und ich kann Ihnen versichern, daß das „Showgeschäft" dabei nicht hilft. Leute vor einem Publikum oder einer Kamera zu behandeln ist schwieriger, weil ihr Problem durch ihre Nervosität und die Verlegenheit darüber, daß ihr Problem jetzt öffentlich bekannt wird, noch komplizierter wird. Außerdem leiden sie – wie die meisten Menschen – auch noch unter Bühnenangst, was alles andere als hilfreich ist.

Ich bin immer wieder überrascht, wenn Ärzte so fest an mystische Geistheilung zu glauben scheinen. Sie sollten die Erkenntnisse des Zauberkünstlers James Randi studieren, der herausfand, daß die meisten dieser wunderbaren Geistheilungen im Fernsehen einfach Täuschungen sind.

Energiesysteme

Der Körper verfügt über Energiesysteme, die bis vor kurzem der Wissenschaft ganz unbekannt waren. Der bekannte schwedische Radiologe Dr. Nordenstrom hat in den letzten zwanzig Jahren das Vorhandensein auf biologischer Grundlage existierender, geschlossener elektrischer Stromkreise im Körper wissenschaftlich dokumentiert. (Nordenstrom 1983) Im Vorwort seines Buches stellt Jacques Hauton (Professor für Biochemie in Marseille) fest, daß Nordenstroms Forschungen ihn dazu veranlaßten, „... die Existenz eines elektrischen Kreislaufsystems in Organismen vorherzusagen, eines Systems, das nicht nur so komplex ist wie der Blutkreislauf, sondern das auch in alle physiologischen Abläufe eingreift“. Wir könnten jetzt hinzufügen, daß es sich auch auf alle psychischen Probleme auswirkt.

Wissenschaftliche Experten aus verschiedenen Fachbereichen, die mit Nordenstroms Werk vertraut sind, glauben, daß er die wissenschaftliche Grundlage für zahlreiche noch zu erwartende Entdeckungen lieferte. Nordenstrom selbst weist darauf hin, daß seine Arbeit eine Voraussetzung zum Verständnis vieler Phänomene schaffe, die bislang als medizinische Rätsel gelten: Fälle spontaner Krebsheilung; das bisher noch nicht erklärbare Phänomen des Heilens selbst; Akupunktur; das Phänomen des oralen Galvanismus; die Art und Weise, wie äußerliche elektromagnetische Felder auf den Körper wirken und die bekannten zahlreichen Auswirkungen verursachen, die im Zusammenhang des etablierten wissenschaftlichen Wissens als Rätsel gelten.

Bezug zur Akupunktur

Obwohl meine Methode weder Akupunktur noch Akupressur ist, arbeiten wir mit den Energiesystemen, die der Akupunktur schon seit mindestens fünftausend Jahren bekannt sind. Meiner Ansicht nach liefern die sofortigen, vorhersagbaren und gesetzmäßigen Ergebnisse, die wir erzielen, einen klaren Beweis für das Vorhandensein der Energiesysteme, mit denen wir bei der Behandlung arbeiten. Wären die Energiesysteme nicht wirklich vorhanden, kämen wir nicht zu diesen Ergebnissen. Vorhersagbare, nachvollziehbare, sofortige Ergebnisse, wie wir sie regelmäßig erzielen, lassen sich nicht durch Phantasie oder Täuschung erreichen.

Manche Leute fragen sich, warum Akupunkteure nicht zu den gleichen Ergebnissen wie wir gelangen, wenn sie doch mit den gleichen Energiesystemen arbeiten. Dafür gibt es eine Reihe von Gründen. Die meisten Akupunkteure sind nicht als Psychologen ausgebildet und deshalb in psychologischen Fragen nicht bewandert. Des weiteren arbeiten viele Akupunkteure im „Rezeptbuchstil“, wohingegen das diagnostische Testen aus der Angewandten Kinesiologie ein nie zuvor erreichtes Maß an Genauigkeit ermöglicht. Der Akupunktur sind die Phänomene der Psychologischen Umkehrung, der Miniumkehrung und der sich wiederholenden Psychologischen Umkehrung nicht bekannt, und deshalb ist ihre Erfolgsquote nicht annähernd so hoch wie die, derer wir uns erfreuen dürfen. Akupunkteure wissen auch nicht um die von uns entwickelte Behandlungsserie und die dadurch möglich gewordene Gründlichkeit und Tiefe der Behandlung, deren Folge ein noch nie zuvor erreichter Grad an Erfolg ist.

Wie das Klopfen wirkt

Wir glauben, daß das Klopfen eine äußere Energiequelle darstellt, die, wenn es korrekt und am richtigen Punkt durchgeführt wird und man sich dabei geistig auf das zu behandelnde Problem konzentriert, ein Energiegleichgewicht in einem bestimmten Energiesystem des Körpers herstellt, der unter Energiemangel oder einem Energieungleichgewicht leidet. *Es ist unsere Hypothese, daß die vom Klopfen ausgehende Energie nach Bedarf in die vom Energiesystem benötigte Energie umgewandelt wird.*

Was hat es mit den Augenbewegungen auf sich?

Die verschiedenen Augenstellungen der Behandlungsserie scheinen auf Teile oder Bereiche des Gehirns einzuwirken, die mit dem jeweiligen Problem in Beziehung stehen. Die sofortige Wirkung der Augenbewegungen und des Klopfens auf den Serienpunkt wird im Kapitel über die schnelle Entspannungstechnik demonstriert. (Vgl. S. 97ff.) Sie werden feststellen, daß sich bei der Durchführung dieser Technik etwas sehr Interessantes ereignet.

Muß man während der Behandlung an das Problem denken?

Es ist schon seit vielen Jahren bekannt, daß unser Körper beim Denken an ein Problem oder eine bestimmte Situation bis zu einem gewissen Grad das reproduziert, was wir erleben, wenn wir tatsächlich in der realen Situation stehen.

Wir stellten fest, daß das Denken auf das behandelte Problem gerichtet sein muß, damit die Behandlung wirkt. Wenn eine Mensch wirklich unter einer Situation leidet (wie zum Beispiel beim Drogenentzug), richtet sich das Denken automatisch auf das Problem aus, und es ist keine besondere Anstrengung nötig. Bei einer Entzugsbehandlung bitten wir den Süchtigen, während der gesamten Behandlungsdauer an die Entzugserscheinungen zu denken. Wenn der Patient berichtet, daß es schwieriger wird, an die Entzugserscheinungen zu denken, ist das ein sehr gutes Zeichen!

Warum soll man bei der Behandlungsserie summen und zählen?

Wir nehmen an, daß wir beim Summen mehr die rechte Hälfte unseres Gehirns benutzen und beim Zählen mehr die linke. Es gibt heute Geräte (zu denen ich leider keinen Zugang habe), mit denen sich vor und nach der Behandlung die Vorgänge im Gehirn messen lassen. Dies näher zu erforschen wäre sehr wünschenswert. Zu dem Zeitpunkt, da ich dieses Buch schreibe, verfügen wir über viel empirisches Beweismaterial dafür, *daß* die Behandlung wirkt, können aber über die *Einzelheiten* und das *Warum* immer noch nichts als spekulieren.

Kapitel 6

Größere Wirkung durch Visualisieren

Ein Süchtiger kann gar nicht genug Hilfe bekommen, und die Behandlung durch Visualisieren ist eine solche zusätzliche Hilfe. Wir haben einige Forschungen in Bezug auf Visualisieren angestellt und einige Entdekkungen gemacht, die seine Wirkungskraft steigern und die Behandlung von Visualisierungs*problemen* einer größeren Zahl von Menschen zugänglich machen.

Visualisieren ist ein Verfahren, das die Leistung in bestimmten Lebensbereichen erhöhen kann. Man stellt sich ein gewünschtes Ziel bildlich mit möglichst vielen Details vor. Es wird angenommen, daß das Verfahren um so mehr zu erfolgreichem Handeln in der Wirklichkeit beiträgt, je lebendiger man sich die Szene vorstellen kann.

Diese Technik wird bei der Behandlung von Krebspatienten eingesetzt. Der Patient stellt sich vor, wie sein Tumor oder seine Krebszellen durch die „Kampfzellen" seines Immunsystems zerstört werden. Im schlimmsten Fall gibt dieses Verfahren Patienten, die sich hilflos fühlen, wenigstens die Gelegenheit, überhaupt etwas für sich zu tun. Im besten Falle jedoch –

und es gibt Berichte von Fachleuten, die diese Vorstellung unterstützen – kann das Immunsystem dadurch zu intensiverer Aktivität angespornt werden, so daß der Patient sich sogar selbst heilen kann.

Visualisierung wird auch im Sport eingesetzt, und es gibt Beweise dafür, daß Sportler bessere Leistungen erzielen, nachdem sie sich ihre Erfolgsleistung in allen Einzelheiten vorgestellt haben.

Süchtige können die Visualisationstechnik als Hilfsmittel zum Erreichen ihres Ziels, der Kontrolle über ihr Suchtproblem, benutzen. Bevor wir uns jedoch der Anwendung des Visualisierens beim Suchtproblem zuwenden, lassen Sie mich am Ausgangspunkt beginnen.

Probleme beim Visualisieren

Vor ungefähr vier Jahren erwachte bei der Arbeit mit einem meiner Klienten, einem Ingenieur, mein Interesse an der Visualisationstechnik, weil er mir ein interessantes Problem vortrug. Nachdem wir einige der größeren Probleme in seinem Leben bearbeitet hatten, bat er mich um Hilfe in einer Angelegenheit, die im Vergleich zu dem, was wir bearbeitet hatten, zwar trivial erschien, ihn aber doch belastete.

Er ging gerne alleine in die Sporthalle und übte sich dort im Korbwerfen. Obwohl er dabei nach eigener Aussage schon immer schlecht gewesen war, fand er doch Freude an dieser Herausforderung und machte das schon seit seiner Schulzeit, also über zwanzig Jahre lang.

Er erzählte, daß er in dem Bemühen, seine Korbwürfe zu verbessern, auch die Technik des kreativen Visualisierens angewendet habe. Obwohl er sich sonst alles mögliche leicht vorstellen könne, fliege beim Visualisieren von Korbwürfen der Ball nicht einmal in die Nähe des Korbs. Er sagte: „In meiner Vorstellung geht der Ball jedesmal daneben.“ Ganz gleich wie oft und wie sehr er sich auch darum bemühe, es gelinge ihm einfach nicht, sich vorzustellen, wie der Ball durchs Netz fällt. Der Ball springe eben *immer* weg vom Korb, sogar in seiner Vorstellung!

Ich sollte hinzufügen, daß es für die meisten Menschen keine Schwierigkeit ist, sich einen Ball vorzustellen, der ins Korbballnetz oder in was auch immer fällt. Dieser Mann hatte ein besonderes psychisches Problem, eine Blockierung in bezug auf das Werfen von Körben.

Das Problem faszinierte mich und ich bat ihn, seine Schwierigkeit graduell einzustufen. Da er sich einen Ball, der ins Basketballnetz traf, nicht im entferntesten vorstellen konnte, stufte er dieses Problem bei 10 auf der 10-Punkte-Skala ein.

Die Schwierigkeit, sich den Ball im Netz *vorzustellen*, ging mit der tatsächlichen Schwierigkeit (ins Netz zu treffen) Hand in Hand. Er war ein furchtbar schlechter Korbwerfer und hatte dabei trotz häufigen Übens und seiner offensichtlichen Freude an dieser Beschäftigung schon jahrelang versagt. Er ließ sich wirklich nicht leicht entmutigen. Wir glauben im allgemeinen, daß jemand, der etwas gerne tut, eifrig übt und ausdauernd daran arbeitet, sein Ziel auch erreichen wird. Offensichtlich hat jemand mit all den genannten Tugenden auf seiner Seite die besten Chancen, doch wenn ein psychisches Problem den Erfolg blockiert, kann er trotz aller Mühe und Arbeit einfach keinen Erfolg haben. (Vgl. auch das Kapitel über die Psychologische Umkehrung.)

Ich dachte mir, daß er vielleicht mehr Erfolg beim Korbwerfen erzielen könnte, wenn ein Weg gefunden würde, ihn den Erfolg visualisieren zu lassen. Es gelang mir, eine Behandlung für seine Schwicrigkeiten beim Visualisieren zu entwickeln. Nach dieser neuen Behandlung (siehe weiter unten) war er sofort imstande, sich vorzustellen, wie der Ball ins Netz trifft. Er war von dieser Entwicklung begeistert, und ich bat ihn, mich wissen zu lassen, wie es ihm beim Üben in der Sporthalle ergehe.

Er rief mich am nächsten Tag an und berichtete, seine Treffsicherheit habe sich eindeutig und sofort verbessert. Er warf nicht plötzlich wie ein Superstar, doch berichtete er von einer eindeutigen und begeisternden Leistungssteigerung nach all den Jahren der Anstrengung. Es sah so aus, als ließen sich jetzt die Jahre des Trainings bis zu einem gewissen Grad in seine gegenwärtige Leistung einbringen, was vorher nicht möglich gewesen war.

Obwohl Visualisieren hilfreich sein kann, scheint mir, daß manche Anhänger der therapeutischen Visualisierung diese Technik überbewerten. Diese Übertreibung zeigt sich im Wahlspruch der positiven

Denker: „Alles, was ich mir im Geiste vorstellen kann, kann ich auch erreichen.“ (*Anything the mind can conceive the mind can achieve.*)

Ich kann mir ausdenken und vorstellen, wie Supermann durch die Luft zu fliegen, doch wird mir das leider niemals wirklich möglich sein. Ich kann es mir zwar im Geiste ausmalen, doch gelingen wird es mir nie.

Meiner Erfahrung nach trägt die Behandlung durch Visualisieren auf gewisse Art zwar zur Gesundung der Klienten bei, doch muß deren Problem normalerweise trotzdem noch speziell behandelt werden. Die Behandlung durch Visualisation hilft zwar, führt aber für sich allein selten zu radikalen Veränderungen. Der Basketballspieler hatte nur deshalb so schnell Erfolg, weil er vorher viele Jahre lang geübt hatte. Die neu erlernte Visualisierungsfähigkeit ermöglichte es ihm, den Nutzen aus seinem vorhergegangenen Training zu ziehen.

Die meisten Menschen können sich mit Leichtigkeit alles mögliche vorstellen. Fordert man sie aber auf, sich die Überwindung ihres psychischen Problems vorzustellen, tauchen dabei Schwierigkeiten auf.

Im Verlauf weiterer Tests mit allen meinen Patienten wurde deutlich, daß den meisten die Vorstellung, sie hätten ihr Problem bereits überwunden, schwerfiel. Beim Visualisieren an sich hatten sie keine Probleme; doch konnten sie sich die erfolgreiche Bewältigung ihres psychischen Problems nicht bildlich vorstellen. Sich ein Bild von sich selbst ohne ihr Problem zu machen, gelang ihnen nur schwer oder gar nicht, obwohl sie sich sonst alle möglichen und unmöglichen phantastischen Dinge vorstellen konnten.

Behandlung von Visualisierungsproblemen

Vor der Behandlung eines speziellen Problems beim Visualisieren muß festgestellt werden, ob dic Fähigkeit zu visualisieren ganz allgemein vorhanden ist. Wir bitten den Klienten, die folgende geistige Übung durchzuführen: Wir bitten ihn, sich einen Apfel vorzustellen, und wenn er das kann (– fast jedermann kann das leicht), lassen wir ihn zu den schwierigeren Stufen des Visualisierens übergehen. Wir überprüfen, ob er sich etwas vorstellen kann, was in Wirklichkeit unmöglich ist: ob er sich vorstellen kann, wie Supermann zu fliegen.

Hier das Beispiel eines typischen Dialogs:

> „Können Sie in Ihrer Vorstellung einen Apfel sehen?"
> „Ja."
> „Welche Farbe hat er?"
> „Rot."
> „Können Sie sich vorstellen, daß der Apfel wie ein Vogel durch die Luft fliegt?"
> „Ja."
> „Können Sie sich ein Bild von sich selbst machen?"
> „Ja."
> „Können Sie sich vorstellen, wie Supermann durch die Luft zu fliegen?"
> „Ja."

Nachdem wir jetzt festgestellt haben, daß der Klient visualisieren und sich sogar phantastische und vollkommen unrealistische Dinge wie Fliegen vorstellen kann, obwohl er ja weiß, daß das in Wirklichkeit nicht möglich ist, können wir weiter voranschreiten. Als nächstes gehe ich zum psychischen Problem über:

„Können Sie sich ein Bild von sich und ihrem Suchtverhalten machen?"

„Ja."

Der nächste Schritt ist der wichtigste, denn das ist der kritische Schritt bei der therapeutischen Visualisierung:

„Können Sie sich vorstellen, daß Sie den Stoff, nach dem Sie süchtig sind, oder Ihr Suchtverhalten in einer verführerischen Situation vor sich haben, daß Sie dabei voller Selbstvertrauen und entspannt sind und nicht den geringsten Wunsch haben, Ihre Sucht zu stillen? Können Sie sich vorstellen, von Ihrem Problem vollständig geheilt zu sein?"

Hierbei ist es wichtig klarzustellen, daß wir nicht fragen, ob sie ihr Problem tatsächlich überwunden haben, sondern daß wir herausfinden wollen, ob sie sich vorstellen können, sich ein Bild davon machen können, ihr Problem überwunden zu haben. Wir weisen sie vielleicht darauf hin, daß die Fähigkeit, sich das Fliegen vorzustellen, nicht bedeutet, daß sie in Wirklichkeit fliegen können. Die typische Antwort lautet hier: „Nein."

Manchmal bekommen wir an dieser Stelle auch eine Antwort, die darauf hinweist, daß sie sich dies vage vorstellen können. Um den Schwierigkeitsgrad zu bestimmen, bitten wir sie um eine Einstufung ihrer Schwierigkeiten bei dieser Vorstellung auf einer 10-Punkte-Skala, auf der 10 bedeutet: es ist unmöglich, und 1: überhaupt kein Problem bei der Vorstellung der Problembewältigung.

„Es ist schwierig, aber ich kann es mir irgendwie schon vorstellen."

„Nennen Sie mir eine Zahl zwischen 1 und 10, die mir anzeigt, wie schwer es Ihnen fällt, sich dies klar vorzustellen. 10 bedeutet: es ist unmöglich, und 1 heißt: es ist leicht."

„8."

Dieses Einstufen der Schwierigkeit erlaubt uns, den Fortschritt der Behandlung zu messen, und liefert die Richtschnur für eine wirkungsvolle Behandlung.

Die Behandlung

Bitten Sie den Klienten, sich der größtmöglichen Versuchung gegenüberzusehen und dabei in der Vorstellung so entspannt und zuversichtlich zu sein, wie es nur geht.

Klopfen Sie auf Punkt 2 am seitlichen Brustkorb, unter dem Arm (siehe Abbildung S. 89). Nachdem Sie ungefähr zehnmal auf Punkt 2 geklopft haben, sollte es bedeutend leichter sein, den Erfolg auf diesem Problemgebiet zu visualisieren. Wenn sich kein Unterschied feststellen läßt oder der Klient vorher bei 8 lag

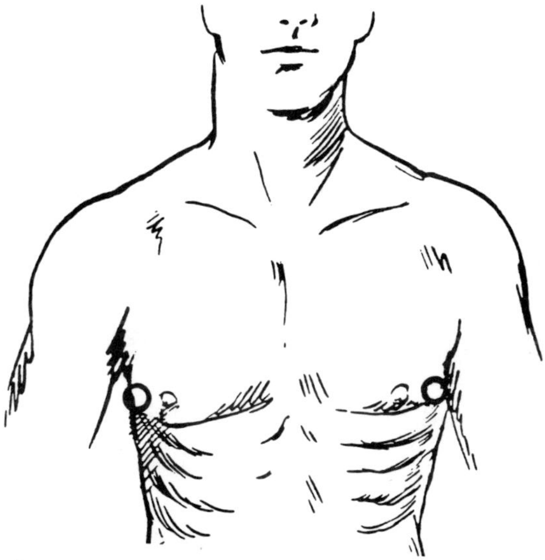

Klopfpunkt 2

und sich jetzt bei 7 einstuft, vermuten wir das Vorhandensein der Psychologischen Umkehrung.

Wir müssen darauf achten, daß kein positives Denken das Bild verfälscht, sonst glauben wir irrtümlicherweise an eine positive Veränderung, wo gar keine stattfand. Manche Menschen sind der irrigen Meinung, ihr Beitrag zur Behandlung bestehe darin, sich eine Besserung einzubilden oder vorzugeben, es sei besser, auch wenn das gar nicht der Fall ist. Der Klient muß wissen, daß er sich nicht auf positives Denken einlassen und alles so genau und objektiv wie nur möglich berichten soll.

Wenn ein Patient sich auf der Schwierigkeitsskala hoch einstuft (7 oder mehr), sollte diese Zahl nach dem ersten Behandlungsschritt mindestens um zwei Punkte tiefer liegen; meistens sind es sogar noch mehr. Wird eine Verringerung von weniger als zwei Punkten angegeben, ist das fragwürdig.

Eine solche Angabe mag bei einer sehr kleinen Zahl von Menschen, schätzungsweise bei vielleicht einem Prozent der Fälle, zutreffen. In einigen wenigen Fällen fällt die Zahl tatsächlich um nur einen Punkt. Für gewöhnlich bedeutet eine Verringerung um einen Punkt jedoch, daß der Betreffende psychologisch umgekehrt ist und deshalb auf die Behandlung nicht ansprechen kann, bevor diese absolute Blockierung überwunden ist.

Die Wirkung dieser Behandlungen beruht nicht auf positivem Denken, Suggestion, Geistheilung, Selbsttäuschung oder ähnlichem. Die Behandlungen wirken auch, ohne daß jemand an sie glaubt. Penizillin wirkt auch, wenn Sie nicht an seine Wirkung glauben; seine Wirkung hängt nicht von Ihrem Glauben ab. In dieser Hinsicht wirken die Behandlungen, ganz wie Penizillin, auch wenn Sie ihnen gegenüber äußerst skeptisch sind.

Die Behandlungen sind so ungewöhnlich, daß sich bei der ersten Begegnung mit ihnen fast unweigerlich sofort Zweifel und Skepsis einstellen.

Ich habe Tausende von Skeptikern behandelt, von denen ein guter Teil sogar ausgesprochen militant war, und kann Ihnen deshalb versichern, daß Glaube an die Wirksamkeit dieser Behandlungen für den Erfolg nicht erforderlich ist. Ja, wie bereits erwähnt, entgeht uns durch das Vorherrschen von Skepsis sogar der übliche Prozentsatz von Placeboeffekt-Heilungen.

Man nimmt an, daß die sogenannten Placeboeffekt-Heilungen darauf beruhen, daß der Patient, der Arzt oder beide so viel Vertrauen in die Behandlung haben, daß es dem Patienten besser geht, ohne daß etwas Bedeutsames unternommen wurde. Es gibt Berichte von Placeboheilungen nach sondierenden Operationen, bei denen der Arzt keinen Befund feststellte und den Patienten einfach wieder zunähte, dieser aber von einer wunderbaren Heilung seines Problems berichtete. Warum? Weil der Patient fälschlicherweise annimmt, daß die Ursache seiner Beschwerden durch die Operation entfernt wurde.

Wenn der Klient auf die Behandlung nicht anspricht, beseitigen wir seine Blockierung durch die Behandlung für die Psychologische Umkehrung und wiederholen dann die Grundbehandlung. Danach sollte es ihm bedeutend leichter fallen, sich ein erfolgreiches Bild von sich selbst zu machen.

Wenn der Klient sich seinen Erfolg jetzt deutlich besser vorstellen kann, führen wir nun zur weiteren Verbesserung seiner Visualisierungsfähigkeit die Behandlungsserie durch.

Die Behandlungsserie für Visualisierungsprobleme

Die Behandlungsserie umfaßt neun Behandlungen. Es ist nützlich, diese als Einheit anzusehen, denn sie können allein oder in Verbindung mit anderen Behandlungen für verschiedene Probleme wie allgemeinen

Streß, Müdigkeit, Phobien, Schuldgefühle, Wut, Süchte usw. eingesetzt werden.

Diese Behandlungsreihe wird an einem einzigen Behandlungspunkt, den ich als „Serienpunkt" bezeichnete, ausgeführt. Dieser Punkt liegt auf dem Handrücken jeder Ihrer beiden Hände. Stellen Sie sich die Fingergelenke des kleinen Fingers und des Ringfingers als Endpunkte der Grundlinie eines gleichseitigen Dreiecks vor. Der Serienpunkt liegt dann an der Spitze dieses Dreiecks auf dem Handrücken. (Vgl. Abbildung S. 56)

Der Behandlungsserie liegt die Theorie zugrunde, daß wir mit jeder Behandlung die verschiedenen auf das behandelte Problem bezogenen Gehirnfunktionen ausgleichen. Jedes Problem muß gesondert behandelt werden. Es ist, als ob das Gehirn für jedes einzelne Problem auf die richtige Frequenz eingestellt werden muß, damit die Behandlung wirkt.

Leicht verständliche Beispiele für das Balancieren der Gehirnfunktionen stellen das Summen und das Zählen dar. Der Theorie nach balancieren wir die *rechte* Gehirnhälfte aus, indem wir summen und den Serienpunkt klopfen, und die *linke* durch Zählen und das Klopfen des Serienpunktes. Jede der verschiedenen Augenstellungen gehört zu unterschiedlichen Funktionen und Gebieten des Gehirns. Wir wiederholen das Summen, weil ich herausfand, daß eine Gehirnseite manchmal erst dann auf die Behandlung anspricht, wenn die andere Seite zuerst behandelt worden ist.

Bei der Behandlungsserie ist es wie bei allen anderen Behandlungen wichtig, daß Sie beziehungsweise die jeweilige behandelte Person an das zu behandelnde Problem denken. Manche Menschen spüren eine sofortige Erleichterung und wechseln dann mitten in der Behandlung zu einem anderen Problem über. Bitte bleiben Sie während der ganzen Behandlungsserie bei einem Problem. Gehen sie erst dann zum nächsten Problem über, nachdem Sie alle Behandlungen durchgeführt haben, und nicht vorher.

Das Klopfen sollte ziemlich fest sein, aber nicht so fest, daß Sie sich wehtun. Klopfen Sie den Serienpunkt ungefähr fünf- bis zehnmal für jede der folgenden neun Stellungen aus der Behandlungsserie:

1. Halten Sie die Augen geöffnet.
2. Schließen Sie die Augen.
3. Richten sie Ihre Augen ganz nach unten und ganz nach rechts.
4. Richten Sie Ihre Augen ganz nach unten und nach links.
5. Bewegen Sie Ihre Augen ganz im Kreis herum. (Die Richtung spielt dabei keine Rolle, wichtig ist, daß sie einen vollkommenen Kreis ausführen.)
6. Rollen Sie Ihre Augen nun in der Gegenrichtung im Kreis.
7. Summen Sie ungefähr zehn Sekunden lang eine beliebige Melodie, eine erfundene, „Hänschen klein“ oder was auch immer. Wenn möglich summen Sie laut, wenn nicht, geht es

auch, wenn Sie nur im stillen vor sich hin summen.
8. Zählen Sie laut.
9. Summen Sie noch einmal.

Diese neun Behandlungen der Behandlungsserie können jederzeit zur Streßverminderung durchgeführt werden. Ich führe sie mindestens einmal am Tag zur Vorbeugung gegen eine allgemeine Streßüberlastung aus.

Bitte beachten Sie: Es gibt für jedes beliebige Problem eine sogenannte Hauptbehandlung. Bei Angst ist die Hauptbehandlung zum Beispiel im allgemeinen das Klopfen unter den Augen. Die allgemeine Regel für alle Behandlungen lautet: *Führen Sie zuerst die Hauptbehandlung aus, dann die Behandlungsserie, und wiederholen Sie danach die Hauptbehandlung.* Wenn keine Komplikationen wie Psychologische Umkehrung, Miniumkehrung oder etwas anderes auftreten, sollte das Angstproblem vollständig verschwunden sein.

Nun wird die Grundbehandlung für das Visualisieren (Klopfpunkt Nr. 2 in der Abbildung S. 89) wiederholt, und die behandelte Person sollte jetzt unbehindert in der Lage sein, sich ein Bild von sich selbst zu machen, wie Sie die problematische Situation bewältigt und dabei vollkommen entspannt, zuversichtlich und frei von Schwierigkeiten ist.

Es sei hier noch einmal betont, daß wir das Visualisieren nicht als eigentliche Behandlung des Grundproblems einstufen, sondern als einen wichtigen Beitrag zur Ausschaltung von Hindernissen bei der Problembewältigung. Es scheint den Weg für eine erfolgreiche Behandlung zu ebnen.

Für Menschen mit Eßproblemen kann die Visualisierungsbehandlung ein wichtiger Beitrag zum Entwickeln und Festigen einer genaueren Vorstellung von einem gesünderen Körper sein.

Kapitel 7

Streß abbauen durch schnelle Entspannung

Streß verschlimmert die meisten Probleme. Süchtige werden auch nach Überwindung ihrer Sucht leicht rückfällig, wenn ein bestimmter Grad an Streß in ihrem Leben auftritt oder sich angesammelt hat.

Kürzlich behandelte ich eine Raucherin, der es sehr gut ging und die acht Monate lang keinerlei Bedürfnis nach Zigaretten verspürte. Eines Abends rief sie mich an und sagte, sie wolle sich – wie versprochen – bei mir melden, bevor sie sich eine anzünde. Sie hatte sich eine Schachtel Zigaretten gekauft und wollte sich mit mir absprechen, bevor sie die erste Zigarette nach acht Monaten anzündete.

Sie hörte sich gar nicht gut an, und ich fragte sie, was geschehen sei. Sie sagte, ihr Arzt habe ihr am späten Nachmittag mitgeteilt, der Knoten in ihrer Brust habe sich als Krebs erwiesen. Dann begann sie zu weinen.

Ihre Reaktion auf diese Nachricht ist kein neurotisches Problem, sondern eine normale Reaktion auf eine objektiv schreckliche und angsterregende Neuigkeit.

Ich gab ihr übers Telefon eine Traumabehandlung und dazu gleich noch die Behandlung für schnelle Entspannung. Nach diesen Behandlungen konnte sie auch ohne Zigarette im Angesicht dieser echten Bedrohung ruhig und stark bleiben.

Entspannung ist der Gegenpol zu Spannung und Streß. Es gibt viele Techniken zum Erlernen der Kunst der Entspannung, von Jacobsons Progressiver Entspannung bis zu den moderneren Meditationsübungen. Entspannung ist erlernbar, doch kann dies eine Menge Anstrengung kosten, die über einen langen Zeitraum hin aufgebracht werden muß.

Meiner Erfahrung nach ist für die meisten Menschen – obwohl sie sich schon gerne entspannen würden – die monatelange Anstrengung zu beschwerlich, die notwendig ist, um einen nennenswerten Grad an Entspannung zu erreichen. Eine einfache Entspannungsmethode trüge sehr viel zur allgemeinen Streßminderung bei.

Die meisten von uns sind im Alltagsleben zahlreichen Streßverursachern ausgesetzt (zum Beispiel der Fahrt zur Arbeit mit dem Auto), und manchmal leiden wir unter extremen Formen negativen Stresses. Ein entwöhnter Süchtiger kann durch eine Häufung von Streßfaktoren des täglichen Lebens oder durch plötzliches Auftreten einer besonders starken Belastung wieder in sein Suchtverhalten zurückgedrängt werden.

Wir wollen nun ein Verfahren vorstellen, mit dem sich in Sekundenschnelle ein bedeutender Grad an Entspannung erreichen läßt, wenn es einmal erlernt ist. Nach dieser Behandlung stellt sich die Entspannung automatisch ein. Wie die meisten unserer Behandlungen wirkt sie bei ungefähr neun von zehn Menschen. Und die Mehrheit der kleinen Gruppe, die nicht darauf anspricht, kann gute Ergebnisse erzielen, wenn sie ihre Psychologische Umkehrung behoben hat.

Diese Übung besteht aus zwei Teilen: dem Messen der Streckfähigkeit und der eigentlichen Behandlung. Das Messen braucht ein bißchen Zeit, die sich aber sehr lohnt, besonders wenn Sie dies zum ersten Mal durchführen, denn es ist Ihr Erfolgsmaßstab. Die eigentliche Behandlung zur Entspannung, die Ihnen eine bedeutsame und sofortige Steigerung Ihres Entspannungsgrades verschafft, dauert nur vier Sekunden. Bitte messen Sie in jedem Fall zuerst Ihre Streckfähigkeit, damit Sie die Wirksamkeit dieser Behandlung erkennen können.

Die Streckfähigkeit

Streckfähigkeit bedeutet, wie weit Ihr Körper sich strecken kann, wenn Sie zum Beispiel Ihre Zehen mit den Fingerspitzen berühren wollen. *Wenn alle anderen Faktoren konstant sind, können wir uns um so mehr strecken, je entspannter wir sind.* Spannung oder Streß vermindern unsere Streckfähigkeit.

Entspannung ist bei der Streßverminderung als bedeutender Faktor anerkannt. Die meisten von uns sind in ihrem Leben negativem Streß ausgesetzt. Es wäre äußerst hilfreich, wenn wir lernen könnten, auch unter Streß entspannt zu bleiben. Es gibt eine ganze Reihe von Entspannungstechniken, doch erzielen anscheinend die wenigsten Menschen einen nennenswerten Grad an Entspannung, weil das meistens viel zu lange dauert.

Das Erlernen der Kunst der Entspannung braucht Zeit, und die meisten Menschen können oder wollen sich diese Zeit nicht nehmen. Sogar Menschen, die viel Zeit auf das Üben von Entspannung verwenden, können sich manchmal einfach nicht entspannen.

Entspannung ist ein subjektives Phänomen; sie hängt davon ab, wie Sie sich fühlen. Manchmal läßt sich nur schwer feststellen, ob Sie entspannt sind oder nicht. Ein Hinweis auf den Grad Ihrer Entspannung ist der Umstand, daß Ihre Muskeln unter Streß angespannt sind, aber locker, wenn Sie entspannt sind. Diese Tatsache ermöglicht es, den relativen Grad von Streß oder Entspannung zu objektivieren. *Je entspannter wir körperlich sind, desto weniger gestreßt sind wir, und umgekehrt.*

Das seitliche Strecken

Eine einfache Methode zum Messen der Streckfähigkeit ist folgende: Stellen Sie sich mit auf Schulterbreite gespreizten Beinen und seitlich vom Körper weggestreckten Armen hin. Wenden Sie jetzt den Kopf nach rechts und blicken Sie an Ihrem rechten Arm entlang, so als ob Sie Ihre Fingerspitzen auf ein fernes Ziel ausrichten müßten. Halten Sie Kopf und Augen in dieser Stellung und drehen Sie Ihren Oberkörper (ohne die Füße zu bewegen) so weit nach links wie möglich.

Merken Sie sich den Punkt, auf den der rechte Arm nun zeigt. Wiederholen Sie diese Bewegung mit dem linken Arm, bewegen Sie Ihren Oberkörper nach rechts, so weit es geht, und merken Sie sich den Punkt an der Wand, auf den Ihr linker Arm zeigt. Sie haben jetzt Anhaltspunkte für Ihre seitliche Streckfähigkeit.

Die Streckfähigkeit eines Menschen ist von vielen Dingen abhängig. Es gibt Menschen mit einer von Natur aus großen Streckfähigkeit und andere mit einer sehr geringen. Yogaanhänger, Tänzer und Sportler haben gewöhnlich eine große Streckfähigkeit, weil sie sich fit halten und ihre Muskeln regelmäßig dehnen. Wenn Ihre Streckfähigkeit ungewöhnlich groß ist, werden Sie nach der folgenden Übung keinen großen Unterschied feststellen, weil Sie sich vielleicht schon so weit strecken, wie es überhaupt möglich ist.

Die Streckfähigkeit wird auch durch gewisse Rückgratprobleme beeinflußt. Jeder Mensch stellt sein eigenes Maß auf. Für diese Übung kommt es nicht auf das *absolute* Ausmaß der Streckfähigkeit an, denn der Maßstab ist für jeden Menschen individuell. Die meisten Menschen verbessern Ihre Streckfähigkeit durch wiederholtes Strecken bis zu einem gewissen Punkt. Nach ein paar Streckübungen ist keine weitere Steigerung mehr möglich.

Das Strecken nach vorne (Zehen berühren)

Wenn Sie Ihre Streckfähigkeit nach vorne bestimmen wollen (indem Sie Ihre Zehen berühren), sollten Sie sich mehrmals nach vorne beugen, bis Sie die Grenze Ihrer Streckfähigkeit in diese Richtung erreicht haben.

Diese Grenze ist erreicht, wenn Sie sich auch nach häufigen Wiederholungen nicht mehr tiefer beugen können.

Um alle Faktoren konstant zu halten, sollten Sie Ihre Füße geschlossen und den Zug hinter den Knien gleich halten. Achten Sie auch darauf, den Oberkörper nicht mit Schwung nach vorne zu beugen, weil dadurch eine weitere Variable entsteht, nämlich die Schwungkraft, mit der Sie sich nach vorn beugen. Je mehr Schwung Sie einsetzen, desto tiefer trägt die Schwungkraft Sie. Schwingen Sie also nicht nach vorn, sondern strecken Sie sich langsam zu Ihren Zehen hin. Das Ziel liegt darin, alle Variablen konstant zu halten, so daß ein objektives und klares Messen der Streckfähigkeit möglich ist.

Manche Menschen reichen mit den Fingerspitzen bis zum Boden, andere bis zu ihren Schuhen, wieder andere bis zu einem Punkt an ihren Beinen. Merken Sie sich Ihren Berührungspunkt. Wenn Sie leicht bis zum Boden reichen, versuchen Sie, den Boden mit den Fingerknöcheln zu berühren. Es geht darum, einen Bezugspunkt für Ihre Streckfähigkeit zu finden.

Das Augenrollen

Wenn Sie die Grenze Ihrer Streckfähigkeit erreicht haben, bereiten Sie sich nun auf eine ganz andere Streckübung vor. Halten Sie Ihren Kopf gerade und schauen Sie geradeaus; richten Sie dann Ihre Augen abwärts zum Boden, während Sie den Kopf weiterhin gerade halten. Während Sie jetzt den Oberkörper zu den Zehen hin nach unten beugen, rollen Sie Ihre Augen allmählich nach oben, der Körperbewegung entgegengesetzt, so daß Ihre Augen – wenn Sie den Boden berühren – so weit nach oben gedreht sind wie möglich. Sie sollten dabei eine deutliche Steigerung Ihrer Streckfähigkeit feststellen.

Um sicherzustellen, daß es sich um eine echte Steigerung handelt und nicht nur darum, daß Sie sich eben ein weiteres Mal strecken, wiederholen Sie die Beugung nun noch einmal *ohne* die Augenbewegung. Ohne die Augenbewegung sollte Ihre Streckfähigkeit auf den vorherigen Punkt zurückgehen und kürzer sein als *mit* der begleitenden Augenbewegung. Wenn die Steigerung nur auf eine weitere Streckung zurückzuführen wäre, ergäbe sich natürlich auch diesmal eine weitere Verbesserung, oder sie bliebe gleich, anstatt auf ihre frühere Länge zurückzugehen. Dies zeigt, daß sich mit der Augenbewegung etwas Interessantes abspielt.

Es scheint, als veranlasse die Augenbewegung die Muskeln in Ihrem Körper automatisch dazu, sich schnell und tiefer als vorher zu entspannen. Wie Sie jedoch sehen, gehen Sie wieder zu Ihrer vorher erreichten Streckfähigkeit zurück, wenn Sie Ihre Augen *nicht* bewegen.

Wiederholen Sie jetzt die seitliche Streckung nach links und rechts, während Sie Ihre Augen von ganz unten (Boden) nach ganz oben (Decke) rollen, ohne dabei den Kopf zu bewegen. Bewegen Sie nur Ihre Augen. Sie sollten bei jeder Streckung eine deutliche

Steigerung feststellen. Wiederholen Sie die seitlichen Streckungen ohne Augenbewegung, und Sie werden dabei feststellen, daß sich Ihre Streckfähigkeit wieder auf das alte Maß reduziert.

Die verbesserte Streckfähigkeit beibehalten

Wir könnten unsere gesteigerte Streckfähigkeit erhalten, wenn wir uns dauernd mit nach oben gerollten Augen bewegten. Doch wäre das sowohl unbequem als auch unattraktiv. Was wir brauchen, ist eine Möglichkeit, den durch das Augenrollen erreichten Entspannungsgrad auch ohne ständiges Augenrollen beizubehalten.

Das läßt sich folgendermaßen erreichen: Ich habe einen universellen Behandlungspunkt entdeckt, der auch bei anderen Behandlungen zur Streßverminderung eingesetzt werden kann. Da sich eine ganze Reihe von Behandlungen an diesem Punkt durchführen läßt, nannte ich ihn den „Serienpunkt". (Vgl. Abbildung S. 56)

Um der Bequemlichkeit willen benutzen Sie den Serienpunkt Ihrer *nicht*-dominanten Hand, so daß Sie mit Ihrer dominanten Hand Energie in den Punkt klopfen können. Halten Sie zwei Finger steif und klopfen Sie damit kräftig auf den Serienpunkt, ohne sich dabei zu strecken, während Sie langsam – lassen Sie sich ungefähr vier Sekunden Zeit – Ihre Augen von ganz unten nach ganz oben rollen.

Wenn Sie die seitliche Streckübung und das Strecken nach vorne nun wiederholen, werden Sie feststellen, daß Sie Ihre gesteigerte Streckfähigkeit auch ohne das Augenrollen beibehalten haben. Sie sollten nach dieser Behandlung auch feststellen, daß Sie sich besser, weniger gestreßt und entspannter fühlen.

Durch diese einfache und schnelle Behandlung läßt sich jede Art Streß positiv beeinflussen und in jeder Lage natürlich und mühelos Entspannung erzielen. Ich führe sie oft auf dem Tennisplatz durch. Denken Sie daran, daß die Behandlung nur vier Sekunden dauert. Das eigentliche Strecken ist dabei nicht notwendig; es dient nur zur Veranschaulichung der interessanten Abläufe und als objektiver Erfolgsmaßstab für die durch die Behandlung erzielte Entspannung.

Menschen, die unter sehr viel Streß stehen, sollten diese kurze Behandlung häufig wiederholen.

In den wenigen Fällen, in denen das Strecken oder die Entspannung nach dieser Behandlung nicht besser werden (und wenn Sie kein Yogi oder Tänzer sind), haben Sie sehr wahrscheinlich ein Problem mit dem, was ich Psychologische Umkehrung nannte. Lesen Sie das Kapitel über die Psychologische Umkehrung, damit Sie diese verstehen und lernen, wie sich diese Blockierung, die das Besserwerden verhindert, behandeln läßt, oder führen Sie das im folgenden beschriebene Kurzverfahren durch.

Korrektur der Psychologischen Umkehrung

Wenn sich Ihre Streckfähigkeit nicht – wie das eigentlich sein sollte – deutlich verbesserte, können Sie jetzt die Behandlung für die Psychologische Umkehrung anwenden. Wer psychologisch umgekehrt ist, kann von keiner Behandlung profitieren; andererseits ist es gemäß dem Callahanschen Gesetz (siehe Kapitel über die Psychologische Umkehrung) *nach* der Korrektur der Psychologischen Umkehrung möglich, auf eine wirksame Behandlung anzusprechen.

Schlagen Sie den Behandlungspunkt für die Psychologische Umkehrung nach (S. 61); er liegt ungefähr auf der Mitte der äußeren Handkante, dort, wo Sie einen Karateschlag landen würden. Klopfen Sie auf diesen Punkt und sagen Sie sich dabei: „Ich akzeptiere mich, auch wenn ich mich nicht besser strecken kann." Sagen Sie das dreimal und klopfen Sie dabei auf den Punkt. Wiederholen Sie dann die Behandlung zur schnellen Entspannung. Wenn Sie jetzt Ihre Streckfähigkeit überprüfen, sollten Sie eine deutliche Besserung feststellen.

Kapitel 8

Zusammenfassende Bemerkungen zum Suchtproblem

Der Begriff der Sucht umfaßt ein weites Gebiet. Er erstreckt sich auf die üblichen abhängig machenden Drogen, Medikamente, Tabak, Alkohol, Eßprobleme, aber auch auf zwanghaftes Verhalten wie Spielsucht, Sex und Nägelbeißen, das Ausreißen von Haaren und Augenwimpern, nervöses Kratzen usw. Manche Probleme, die bisher nicht als süchtigmachend eingestuft wurden, enthalten ebenfalls suchterzeugende Elemente.

Zum Beispiel führt das Vermeidungsverhalten bei Agoraphobie zu einem stark süchtig machenden Aspekt dieses komplexen Problems. Auch zwanghafte Gedanken und Zwangsverhalten werden zu einem Suchtproblem. Jede Aktivität, die Angst überdeckt, ist ein potentielles Suchtverhalten. Die angstverdeckende Qualität eines Verhaltens oder einer Substanz ist der Schlüssel zum Verständnis des Suchtproblems. Jede angstverdrängende Substanz und jedes angstverschleiernde Verhalten führt bei anfälligen Menschen zu einer starken Suchtgefahr.

Ein Süchtiger erlebt sogenannte Entzugserscheinungen, wenn er seinen Stoff oder das entsprechende

Verhalten nicht bekommt. Man nahm bislang allgemein an, Sucht sei eine rein physiologische Abhängigkeit und ein Problem der Verträglichkeit. Der wohlbekannte physiologische Aspekt der Sucht ist eine unbestrittene Tatsache. Aus unseren Beweisen geht jedoch hervor, daß das schlimmste Leiden in der Entzugszeit dadurch entsteht, daß durch den Wegfall der Angstverdrängung eine Angstkrise entsteht. Mit anderen Worten, dieses starke Angstempfinden ist der schlimmste und schwierigste Aspekt des Entzugs.

Mit einer wirksamen Behandlung der Angst verschwindet das Entzugsproblem der meisten Süchtigen; auf diese Art vermindern oder beseitigen wir das Suchtverlangen sehr rasch.

Sucht und Drogenabhängigkeit sind die am schwierigsten zu behandelnden psychischen Probleme. Bis wir vor kurzem unsere eigenen Entdeckungen machten, stimmten wir mit den meisten Fachleuten überein, die das wahre Problem der Sucht in der Stärke des Suchtdrangs sehen. Da es jetzt möglich ist, denselben in weniger als einer Minute auszuschalten, ist klar, daß das Hauptproblem beim Heilen einer Sucht in der Psychologischen Umkehrung (Eigensabotage) besteht.

Es gibt Süchtige, die unter einem Problem leiden, obwohl sie gelernt haben, ihre Gier schnell und leicht zu überwinden. Dies ist der Zustand der Psychologischen Umkehrung, der nicht behandelt wurde.

Die Psychologische Umkehrung immer wieder korrigieren

Etwas an der Natur der Angstverdeckung (im Gegensatz zur Angstverminderung) führt zu anhaltender Psychologischer Umkehrung. Psychologische Umkehrung ist die Ursache des selbstzerstörerischen Verhaltens von Süchtigen. Wir wissen jetzt, wie sich dieses Problem korrigieren läßt, doch muß die Behandlung häufig wiederholt werden. Im Zustand der Psychologischen Umkehrung besteht meist keine Motivation, etwas zu deren Beseitigung zu unternehmen. Studieren Sie die Behandlung für die Psychologische Umkehrung, und wiederholen Sie diese häufig.

Den Drang nach Suchtbefriedigung ausschalten

Sie wissen jetzt, wie Sie Ihre Gier ausschalten können. Einige Leute brauchen die Behandlung nur wenige Male durchzuführen und dann nicht mehr, andere müssen die Behandlung häufig wiederholen. Woher kommt dieser Unterschied?

Die Menschen unterscheiden sich sehr stark nach ihrer Streßanfälligkeit, nach dem Ausmaß ihres alltäglichen Stresses und nach dem Umfang der Belastungen, die sich in der Vergangenheit angesammelt haben. Dies sind die Gründe dafür, weshalb die Häufigkeit der erforderlichen Behandlungen von Mensch zu Mensch variiert.

Manche Leute fragen sich besorgt, wie lange sie die Behandlung wohl noch durchführen müssen. Denken Sie daran, daß Sie mit jeder Behandlung nicht nur Ihren gegenwärtigen Drang ausschalten, sondern auch die zugrunde liegende *Ursache* Ihres Problems – die Angst – behandeln. Sie werden sehen, daß sich anstelle Ihrer Gier ein tiefes Gefühl müheloser Entspannung und Zuversicht einstellt.

Sie verringern einen Hauptfaktor von Streß in Ihrem Leben. Sie werden feststellen, daß Sie nicht nur dabei sind, Ihre Sucht zu heilen, sondern sich auch stärken und von Streß befreien. Weniger Streß macht Sie der Meinung vieler Experten nach weniger krankheitsanfällig. Mit den Behandlungen können Sie also auch einen großen Beitrag zu Ihrer allgemeinen Gesundheit leisten und Ihre Widerstandskraft gegenüber Krankheiten erhöhen, – selbst wenn Sie denken, Sie brauchten die Behandlungen nicht.

Wenn Ihr Drang ansteigt, ist das ein beinahe sicheres Zeichen von Angst. Wiederholen Sie die Behandlung, verringern Sie Ihren Drang, behandeln Sie die Ihrer Sucht zugrunde liegende Angst. Es ist selten ein anderes Problem. Wenn es sich um ein anderes Problem handelt oder eine plötzliche Belastung in Ihrem Leben auftritt, mag eine andere Behandlungsweise notwendig sein. Wenden Sie sich dann am besten an einen Vertreter dieser von mir entwickelten Techniken (*The Callahan Techniques*). Die erforderliche individuelle Hilfe kann vielleicht auch per Telefon vermittelt werden.

Zusammenfassung

Mit der im Kapitel „Das Ausschalten des Suchtdrangs“ beschriebenen Behandlung lassen sich Suchtbegierden leicht ausschalten. Denken Sie daran, daß Sie mit dieser Behandlung tatsächlich das Grundproblem behandeln, das Sie in die Sucht geführt hat.

Das große Problem bei Sucht und Abhängigkeit ist die Psychologische Umkehrung. Sie wissen jetzt, wie sich dieses Problem beheben läßt, und dies ist der grundlegende Teil dieses ganzen Verfahrens.

Wenn Sie Ihren Suchtdrang nicht überwinden können, ist es wichtig, bei einem mit dieser Methode vertrauten Fachmann Hilfe zu suchen.

Falls Sie in Ihrem Bemühen um die Überwindung Ihrer Sucht jemals scheitern sollten, verzeihen Sie sich selbst, und nehmen Sie das Programm so schnell wie möglich wieder auf.

Sie haben das Wissen und die Fähigkeit, Ihre Sucht zu überwinden. Es gab noch nie zuvor eine so wirkungsvolle Methode. Die besten Wünsche für Ihr zukünftiges Leben in Freiheit!

Literaturverzeichnis

Blaich, Robert M.: *Applied Kinesiology and human performances. Proceedings of Winter Meeting*, Palm Desert/CA 1987 (ICAK)

Becker, Robert O./Selden, Gary: *The Body Electric*, New York 1985 (William Morrow)

Callahan, Roger J./Levine, Karen: *It Can Happen To You*, New York 1982 (New American Library: Signet)

Callahan, Roger J.: *Psychological Reversal. Proceedings of Winter Meeting*, Acapulco/Mexico 1981 (ICAK)

Callahan, Roger J.: Leben ohne Phobie, 2. Aufl. Freiburg 1991 (Verlag für Angewandte Kinesiologie)

Nordenstrom, Bjorn: *Biologically Closed Electric Circuits*, Stockholm 1983 (Nordic Medical Publications)

Restak, Richard: *The Mind*, New York 1988 (Bantam)

Walther, David S.: *Applied Kinesiology: Synopsis*, Pueblo/Col. 1988 (Systems D.C.)

Über den Autor

Dr. Roger Callahan ist Absolvent der University of Michigan und promovierte zum Dr. phil. im Fachbereich Klinische Psychologie der Syracuse University, New York. 1985 veröffentlichte er das Buch „Five Minute Phobia Cure“ (deutsch: „Leben ohne Phobie“). Der Autor hat auch die „Callahan Anxiety Pictures“ entwickelt – einen Test, mit dem praktizierende Psychologen im In- und Ausland das Ausmaß der Ängste ihrer Patienten erfassen.

Zusammen mit Karen Levine schrieb Dr. Callahan auch den Bestseller „It Can Happen To You – The Practical Guide To Romantic Love“. Das Werk setzt sich mit der „Amorophobie“ auseinander – also der Angst vieler Menschen, sich spontan zu verlieben. (Der Begriff stammt von Dr. Callahan.) Er arbeitet als Psychologe in New York und Kalifornien und ist in den USA aus zahlreichen Rundfunk- und Fernsehsendungen bekannt.

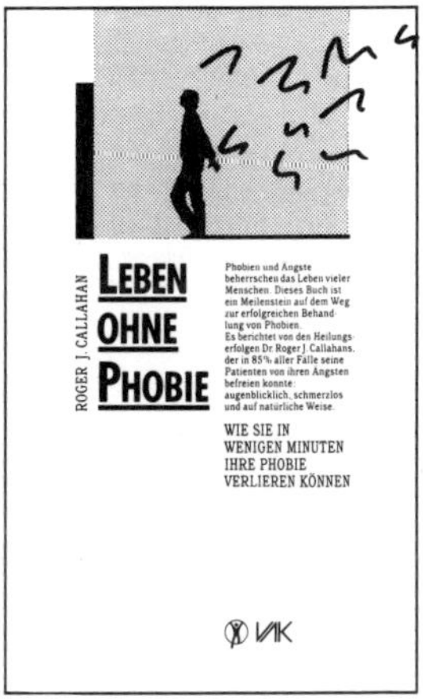

Dr. Roger J. Callahan:

Leben ohne Phobie. Wie Sie in wenigen Minuten angstfrei werden

Phobien und Ängste beherrschen das Leben vieler Menschen. Roger Callahan berichtet, wie er in 85 Prozent aller Fälle seine Patienten von ihren Ängsten befreien konnte – augenblicklich und auf natürliche Weise: mit Hilfe der Muskeltests der Angewandten Kinesiologie und mit einer von ihm selbst entwickelten Klopftechnik. Sie können diese Methode sofort anwenden.

3. Auflage, 209 Seiten, 37 Illustrationen, Paperback, 28,– DM/28,– sFr./219,– öS, ISBN 3-924077-07-X

Dr. Jimmy Scott/Kathleen Goss:

Allergie und der Weg, sich in wenigen Minuten davon zu befreien

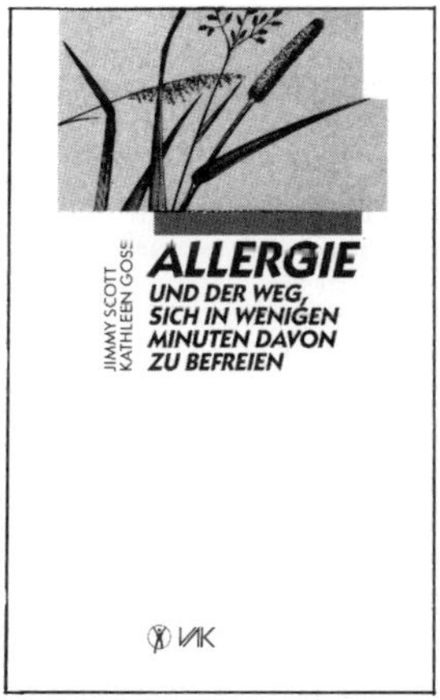

Dieses Buch beschreibt eine Selbsthilfemethode, die Ihre eigene Körperenergie nutzt, um Sie von Allergien zu befreien. Gleichzeitig können Sie die Verträglichkeit bestimmter Nahrungsmittel und anderer Substanzen erhöhen. Jimmy Scott berichtet, wie er in langjähriger Erprobung circa 90 Prozent seiner Patienten mit seiner Allergieklopftechnik heilen konnte. Diese Methode kombiniert Muskeltests und das Klopfen bestimmter Akupunkturpunkte.

3. Auflage, 232 Seiten, 47 Illustrationen, Paperback, 34,– DM/34,– sFr./265,– öS, ISBN 3-924077-11-8

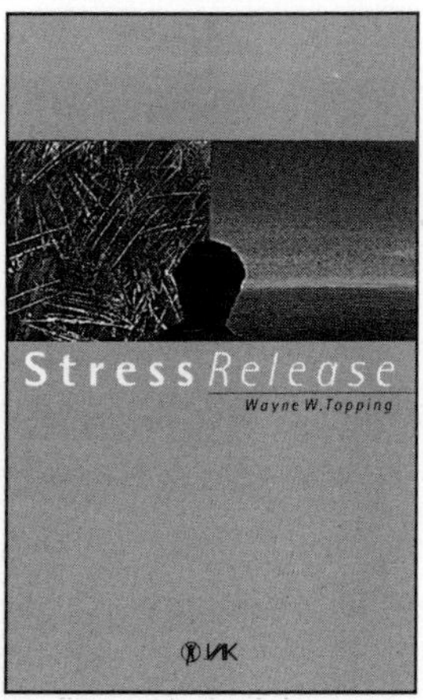

Dr. Wayne W. Topping:

Stress Release

Mit Hilfe von Muskeltests können Sie auf einfache Weise Probleme wie diese überwinden:

- die Unfähigkeit, traumatische Erlebnisse der Vergangenheit loszulassen,
- Prüfungsängste,
- Fehlverhalten aufgrund einer Programmierung aus früher Kindheit,
- Angst vor der Zukunft,
- Entscheidungsschwierigkeiten, weil Sie zwischen Gefühl und Verstand hin- und hergerissen sind.

Sie lernen, die Hauptursache emotionalen Stresses zu bestimmen, unzweckmäßige Gewohnheiten zu erkennen und emotionale Hintergründe aufzudecken, die zu Unfällen oder Krankheiten führen können.

4. verb. Auflage, 157 Seiten, 8 Illustrationen, Paperback, 24,– DM/24,– sFr./187,– öS, ISBN 3-924077-46-5

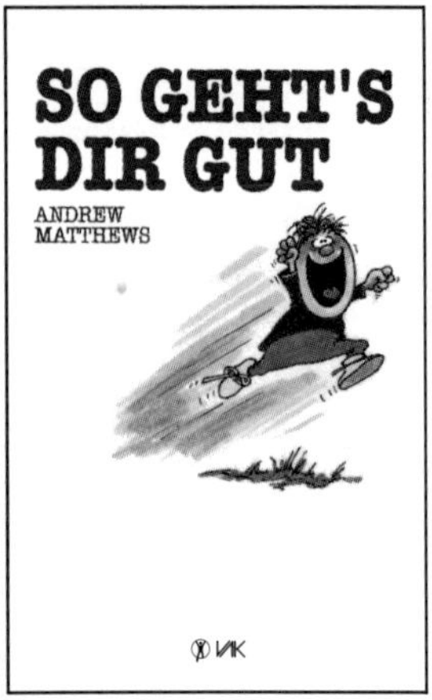

Andrew Matthews:

So geht's dir gut

Dieses Buch handelt davon, …

- warum Sie immer nur Ihre *besten* Kleider mit *Spaghetti bolognaise* bekleckern;
- warum alle Rechnungen auf einmal kommen;
- warum Sie Ihre alte Schrottkiste jahrelang ohne Schramme fahren können und dann Ihren neuen Wagen nach zwei Tagen demolieren;
- warum manche Leute immer zur rechten Zeit am richtigen Ort zu sein scheinen – und wie Sie dazugehören können.

Es handelt auch davon, wie Sie (mit Hilfe der Techniken und Strategien des NLP) sich selbst verstehen, über sich selbst lachen, sich selbst vergeben und erfolgreicher, wohlhabender und glücklicher werden können.

3. Aufl., 137 Seiten (18 × 24,5 cm), 70 Illustrationen des Autors, Paperback, 26,– DM/26,– sFr./203,– öS, ISBN 3-924077-32-0

Milton Ward:

Nutze den Schmerz

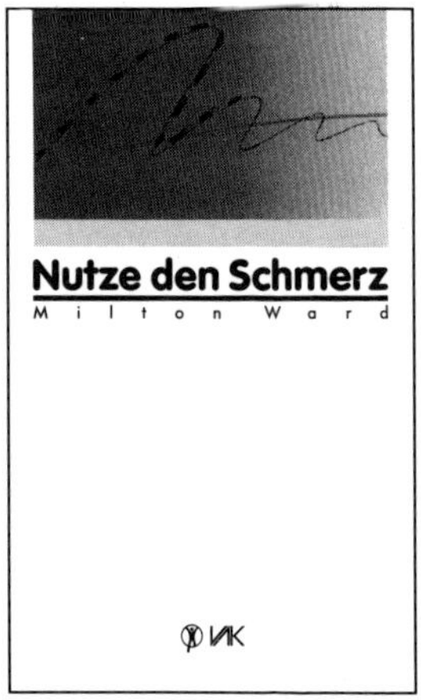

Der Schmerz, diese von den meisten Menschen gefürchtete Erfahrung, ist in Wirklichkeit ein großes Geschenk: Er führt uns zu körperlichem, geistigem, seelischem und spirituellem Wohlergehen. Schmerz ist nicht nur ein Warnsystem, er ist auch ein zuverlässiger Wegweiser, der uns sagt, wie wir unsere Probleme lösen können.

Angst vor Schmerz, Bekämpfen, Ignorieren oder Überspielen des Schmerzes – solche Reaktionen hindern uns an der einzig angemessenen Antwort: den Schmerz bewußt wahrzunehmen, seine Bedeutung zu erfassen und auf die dabei empfundenen Gefühle einzugehen. In diesem Sinne überwindet der Schmerz sich selbst.

167 Seiten, Paperback, 24,80 DM/24,80 sFr./194,– öS, ISBN 3-924077-23-1

Das INSTITUT FÜR ANGEWANDTE KINESIOLOGIE FREIBURG veranstaltet laufend Kurse in *Touch For Health (Gesund durch Berühren),* in *Edu-Kinestetik,* in *Entwicklungskinesiologie* und in allen anderen Bereichen der Angewandten Kinesiologie. Dank enger persönlicher Kontakte zu den Pionieren der AK ist das Institut in der Lage, ständig die neuesten Entwicklungen auf diesem Gebiet zu präsentieren.

Außerdem fördert das Institut die Verbreitung der Angewandten Kinesiologie im deutschsprachigen Raum durch Literaturempfehlungen und Adressenvermittlung. Wer an der Arbeit des Instituts interessiert ist, kann kostenlose Unterlagen anfordern bei:

INSTITUT FÜR ANGEWANDTE KINESIOLOGIE FREIBURG
Zasiusstraße 67, D-79102 Freiburg, Telefon 07 61-7 27 29, Telefax 07 61-70 63 84

Kooperationspartnerin in Österreich:
Akademie für Angewandte Kinesiologie, Gabriele Lehner
A-8362 Kräuterdorf Söchau, Tel. 0 33 87-32 10, Fax 0 33 87-32 12